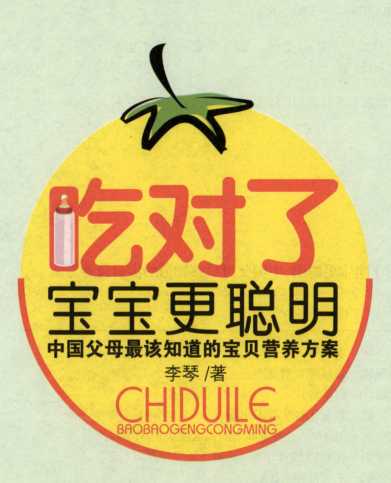

吃对了

宝宝更聪明

中国父母最该知道的宝贝营养方案

李琴 /著

CHIDUILE

BAOBAOGENGCONGMING

黑龙江科学技术出版社

图书在版编目(CIP)数据

吃对了宝宝更聪明:中国父母最该知道的宝贝营养方案/李琴著.
—哈尔滨:黑龙江科学技术出版社,2011.4
ISBN 978 - 7 - 5388 - 6611 - 7

Ⅰ.①吃…　Ⅱ.①李…　Ⅲ.①儿童 - 营养卫生
Ⅳ.①R153.2

中国版本图书馆 CIP 数据核字(2011)第 063882 号

吃对了宝宝更聪明:中国父母最该知道的宝贝营养方案
CHIDUILE BAOBAO GENGCONGMING ZHONGGUOFUMU ZUIGAIZHIDAO
DE BAOBEI YINGYANGFANGAN

作　　者	李　琴	
责任编辑	刘丽奇　刘红杰	
封面设计	白冰设计	
出　　版	黑龙江科学技术出版社	
	(150001　哈尔滨市南岗区建设街 41 号)	
电　　话	(0451)53642106　传真 53642143(发行部)	
印　　刷	三河市骏杰印刷厂	
发　　行	全国新华书店	
开　　本	710×1000　1/16	
印　　张	16	
字　　数	180 千字	
版　　次	2011 年 11 月第 1 版·2012 年 7 月第 5 次印刷	
书　　号	ISBN 978 - 7 - 5388 - 6611 - 7/R·1756	
定　　价	36.00 元	

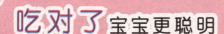

吃对了 宝宝更聪明

孩子聪明伶俐向来是父母的心愿，有些父母为此使出浑身解数，在做各种训练之余，还不忘给宝宝买很多所谓开发智力的补品。其实，父母们大可不必如此。

据美国"今日医学"网站近日报道，美国密歇根大学营养学家凯瑟琳·克劳斯提出，学会合理饮食，就能有利于大脑发育，有效提高记忆力。所以，合理地摄入营养才是宝宝聪明的关键，简言之就是，吃对了宝宝更聪明。

宝宝智力的发展除了遗传、环境、教育等因素的影响外，吃的营养也是一个不可或缺的因素。宝宝生长发育很快，活泼好动的个性使他们的体力消耗也大，而且宝宝们新陈代谢旺盛，因此，对营养的要求比较高。营养供给是否全面、比例适宜，不仅关系到宝宝生长发育和身体健康，对宝宝智力发育、改善学习状况、提高学习成绩等都极为密切。

随着宝宝年龄的增长，各种营养素的需要量比幼儿期有所增加，尤其是钙、铁、锌、碘的需要量增加明显；如果宝宝的饮食中不饱和脂肪酸长期缺乏，对脑神经正常发育和智力发育会造成难以弥补的损失。所以，宝宝一定要吃好，如果不吃或者吃不好，所摄取的热量满足不了身体需要，宝宝就会特别容易出现饥饿、疲劳、注意力不集中等症状，严重的还会出现低血糖、头晕等。

前言 QIANYAN

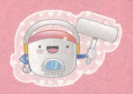

前言 QIANYAN

现在的父母特别注重宝宝的营养摄入，在宝宝吃的方面大做文章，目的就是让自己的宝宝能聪明、健康成长。但是，爱子心切的父母们仍然会陷入某些饮食误区，可谓好心办了坏事，这些不好的饮食方案，轻者影响宝宝健康，重者影响宝宝智力发育。如果宝宝因为膳食不合理而致病，那将是父母终身的遗憾。所以，营养专家建议，爱孩子就要学习科学的宝贝饮食方案。

本书是父母喂养出聪明宝宝的好帮手，从本书中父母可以学到：饮食的合理搭配；甄别出日常饮食中的益智食品；正确的认识零食的营养成分，等等。希望本书能为所有父母释疑解难，为父母提供一个最佳的宝贝营养方案。

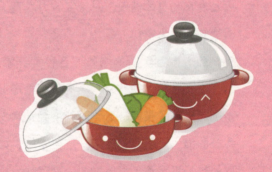

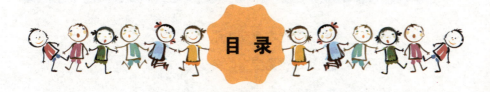

目 录

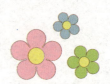

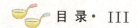

第六章　美食巧搭配：聪明宝宝最有益的健脑方案

第七章　益智食品：聪明宝宝餐桌饮食面面观

第八章 | 饮食困惑和误区：宝宝聪明的智力元凶

附录一 | 宝宝所需要的营养素知识

附录二 | 宝宝智力测评

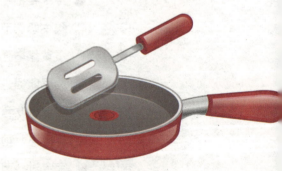

第一章

营养决定智力：父母最应该知道的事儿

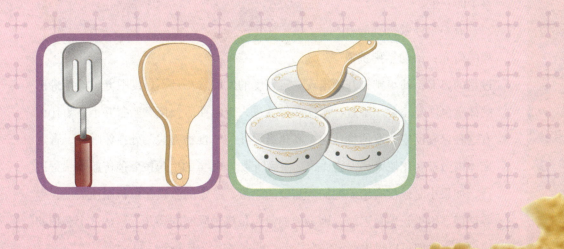

健康饮食决定宝宝的一生

　　如果您的宝宝处于婴幼儿时期，您给宝宝吃的食物，会决定他们以后的生长和行为。波士顿图夫特大学人类营养研究中心能量与代谢研究室主任苏珊·罗伯特博士说："我们儿童期所吃的东西，能影响我们的身体、我们的健康甚至以后几十年我们整个的一生。"

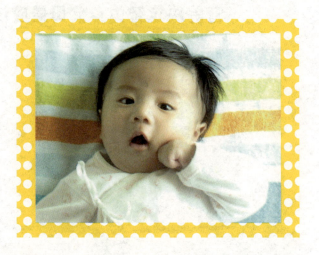

　　有一个涉及狒狒的有趣的研究：给幼年狒狒喂过量的热卡，幼年狒狒开始出现一定程度的发胖。一旦不过度喂养，幼年狒狒的体重也恢复正常。不过，当这些狒狒进入青春期后，便开始肥胖了。为什么有这种迟发反应？罗伯特认为，高热量婴儿的"食物程式"处在休眠期，青春期体内激素变化使得"食物程式"激活所致。"儿童的生长按照遗传蓝本编程进行，如果小时候没有给予他们所需要的热量，一定的激素保留机制便关上，青春期便显得生长发育迟缓，因为他们曾经是热量限制的婴儿。"从这个有趣的研究中，我们可以得出：宝宝吃什么，也直接决定宝宝今后的一生。

　　有些专家认为，那些外表健康却慢慢开始有身体不适症状或疾病的宝宝，父母应该从根本上转变对宝宝饮食的看法，迅速进行一场饮食革命：找出身体真正需要的食物，并摄取这些食物。这样做是让他们的机体有效地、正确地发挥最佳功能的唯一必要条件。

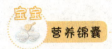
营养锦囊

近日，中国预防科学院儿童营养专家调研结果表明，我国大约2/3的儿童，有特别偏爱或总是拒绝吃某些食物的习惯，由于导致身体缺乏一些必需营养，成为现代"营养不良儿"，导致儿童免疫力普遍下降。其实这些现象是缘于父母在喂养上走入迷津。

迷津1：让宝宝错过了味觉最佳发育机会。

每种没有吃过的食物，对于宝宝来说都是新鲜的、好奇的，他们并不会天生就有什么成见，因此需要父母培养出良好的味觉及嗅觉感受。宝宝的味觉、嗅觉在6个月到1岁这一阶段最灵敏，因此是添加辅食的最佳时机，因为，宝宝通过品尝各种食物，可促进对很多食物味觉、嗅觉

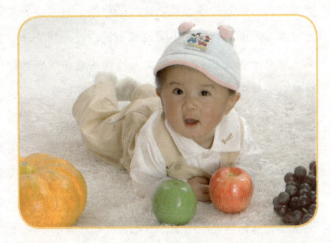

及口感的形成和发育，也是宝宝从流食——半流食——固体食物的适应过程。在1岁左右时，已经能够接受多种口味及口感的食物，而满足身体生长发育的需要，顺利断奶。然而，在给宝宝添加辅食的过程中，如果父母一看到宝宝不愿吃或稍有不适，就马上心疼地让宝宝停下来，不再让宝宝吃，这样便使宝宝错过了味觉、嗅觉及口感的最佳形成和发育机会，不仅造成断奶困难，而且会导致厌食症。

迷津2：对宝宝最初表现的"偏食"采取强制态度。

宝宝在8个月时，对于食物已经能表示出喜厌，这就是最初的"偏食"现象。然而，这种偏食是很天真的，不能同大一点的宝宝的偏食相提并论。因为

第一章 第二章 第三章 第四章 第五章 第六章 第七章 第八章 附录一 附录二

宝宝在这个月龄不喜欢吃的东西，很有可能到了下个月就又爱吃了。而父母并不了解这一点，生怕宝宝缺了营养，对宝宝不吃的行为非常在意，十分"较真"，以致采取强硬的态度，结果给宝宝的脑海中留下十分不良的印象，以后很难再接受这种食物，从而导致真正的偏食习惯。

迷津3：对于宝宝的营养摄取过于关注和担心。

父母总是按照自己对于营养知识的了解，去给宝宝安排膳食，从来不允许宝宝按照自己的欲望去喜厌某种食物，认为这样才能保证营养的摄取。然而，儿科医学专家表明，只要宝宝的味觉、嗅觉及对食物的口感发育正常，正常的宝宝是完全可以从爱吃的各种搭配得当的食物中，选择出有益健康的饮食组合。虽然宝宝的食欲可能会经常变化，只要不过分受到人为偏见的影响，从长远看他们的饮食一般是能够达到平衡的。因此，父母应该允许宝宝按照自己的愿望去喜厌某种食物，不必大惊小怪，过分的关注和担心反而会起反作用。如果父母对于米饭、牛奶、肉类、蛋类等食品的营养价值不太了解，也不能为宝宝提供能够满足身体生长发育需要的均衡营养。

迷津4：在饮食上总是娇纵宝宝。

通常宝宝都是碰到喜欢吃的食物，就没完没了地吃个不停，而父母却对此不以为然，一味地娇纵宝宝。然而，小宝宝的消化器官还很娇嫩，如果一味地娇纵，就会使宝宝伤了脾胃，结果造成伤食，以后一碰到这种食物，就感到十分厌恶，从此再也不吃了，由此导致营养摄取不均衡，发生"营养不良"。

蛋白质对宝宝智力的影响

蛋白质是脑细胞的主要成分之一，如果宝宝蛋白质的供给不足，就会影响脑细胞的新陈代谢，使婴儿智力发育受阻。

宝宝出生后的第一年是其生长发育最旺盛的时期，也是脑组织发育的关键时期，而蛋白质是智力发育的物质基础。蛋白质又是脑细胞的重要成分之一，占脑干量的35%左右，负责主持大脑的兴奋和抑制过程。宝宝的学习、记忆、语言、思维等智力活动都需要蛋白质的合成，大脑细胞的代谢也需要蛋白质，若蛋白质供给不足，就会影响脑细胞的新陈代谢，使宝宝的智力发育受阻。

蛋白质是一种复杂的有机化合物，组成蛋白质的基本单位是氨基酸。人体内的蛋白质种类很多，性质功能各异，但都是由20多种氨基酸按不同的比例组合而成的，并在体内不断进行代谢与更新。被食入体内的蛋白质在体内经消化后分解成氨基酸，然后重新按照一定的比例组合成人体蛋白质。因此，食物蛋白质的质和量、各种氨基酸的比例等均会关系到人体蛋白质合成的量。

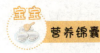

宝宝营养锦囊

蛋白质是构成人体结构的主要成分，其含量仅次于水，约占人体体重的五分之一。肌肉、神经组织中蛋白质成分最多，其他脏器及腺体组织中次之，但含量亦相当丰富。食物中以豆类、花生、肉类、乳类、蛋类、鱼虾类含蛋白质较高，而谷类含量较少，蔬菜水果中更少。人体对蛋白质的需要不仅取决于蛋白质的含量，而且还取决于蛋白质中所含必需氨基酸的种类及比例。由于动物蛋白质所含氨基酸的种类和比例较符合人体需要，所以动物性蛋白质比植物性蛋白质营养价值高。在植物性食物中，米、面粉所含蛋白质缺少赖氨酸，豆类蛋白质则缺少蛋氨酸和胱氨酸，因此食用混合性食物可互相取长补短，大大提高混合蛋白质的利用率，若再适量补充动物性蛋白质，就可大大提高膳食中蛋白质的营养价值。

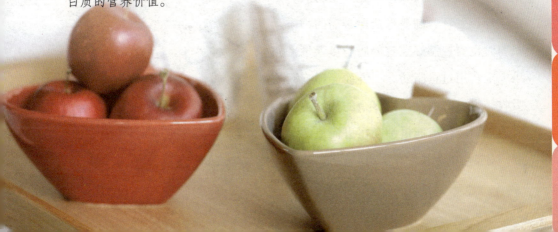

促进宝宝智力开发的脂肪

随着生活水平提高，父母们已不再担心宝宝营养不足，而是时刻警惕宝宝发胖，长成"小胖墩"。于是，父母们让宝宝远离脂肪，少吃脂肪。其实，脂肪对儿童的发育起着十分重要的作用，若摄取不足将带来许多不良后果。

脂肪不足，必然会导致供能不足，影响生长发育。性器官和大脑以及其他重要器官的发育，都需要足够的脂肪。脂肪不足，会导致女宝宝性发育迟缓，导致小儿智力发育不良，各器官功能发育不全，以及体重下降，抵抗力低下等。饮食中脂肪不足，脂溶性维生素吸收下降，可导致维生素不足或者缺乏。

其实，脂肪对宝宝生长发育还是很有益处的，有了脂肪的帮助，可促进宝宝脑细胞的发育和神经纤维髓鞘的形成，并保证它们的良好功能。富含脂肪的补脑食物有芝麻、核桃仁及其他坚果类食品。其中，核桃仁富含丰富的蛋白质、脂肪、钙、磷、锌等微量元素，特别是所含的不饱和脂肪酸对宝宝的大脑发育极为有益。

在喂养宝宝时，最好选用植物性脂肪，如豆油、花生油、芝麻油等，因为植物性脂肪中含有大量的不饱和脂肪酸，是宝宝神经发育、髓鞘形成所必需的物质。喂养时也要控制好宝宝的脂肪摄入量，如果宝宝食用过量脂肪，一方面会影响钙的吸收，另一方面也会因多余的热量不能及时地代谢转化成能量消耗出去而使宝宝发胖，对宝宝的生长发育不利。

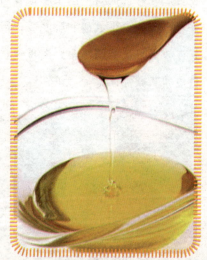

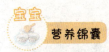

营养锦囊

脂肪是宝宝生长发育不可缺少的营养素，所以父母应该让宝宝摄取适量脂肪。足量的肉类、禽类、鱼类、全脂奶和蛋类，这些食物都含有一定的脂肪。鱼类脂肪不饱和脂肪酸较高，尤其是深海鱼类，对宝宝大脑和视网膜发育有帮助，可多食。鸡蛋、牛奶每日1～2个（杯）。理论和实践都表明，儿童膳食中脂肪的比例应比成人高，父母要督促与鼓励宝宝适当进食些肥肉、奶油等。烹调时，荤油与素油按比例搭配，一般可放7份植物油，3份猪油，或者荤素油按1：2的比例给予。可适当吃些零食：花生、核桃、瓜子等均含有脂肪，而且核桃仁的脂肪几乎有一半为不饱和脂肪酸，对大脑的健康发育很有好处。此外，动物的肝脏和肾脏含有丰富的优质蛋白和脂质，还含有丰富的维生素A和微量元素，对调节儿童机能、改善皮肤和视力都有帮助。

过量进食脂肪有害无益，而儿童饮食中的脂肪比例适当高于成人则有益无害。所以在培养宝宝食物多样化和均衡营养的同时，适当给予油脂性食物，将会让宝宝更聪明、更健康。

巧补脑，把聪明吃出来

父母都希望自己的宝宝聪明、健康，所以想尽一切办法给宝宝补脑，希望宝宝通过吃健脑食物变得聪明，那么，对宝宝智力发育有好处的健脑食物有哪些呢？适宜宝宝的健脑食物主要有以下几种。

■ 母乳

母乳是补脑的首选食物，它可以提供大脑发育所必需的不饱和脂肪酸，尤其是亚麻油酸，而配方奶里几乎是没有这些物质的。所以母乳是宝宝大脑发育最重要的营养食物。

📕 虾皮

虾皮中含钙量极为丰富，每100克含钙约2000毫克。摄取充足的钙可保证大脑处于最佳工作状态，还可防止其他缺钙引起的儿科疾病。儿童适量吃些虾皮，对加强记忆力和防止软骨病都有好处。

📕 三文鱼

鱼肉脂肪中含有对神经系统具备保护作用的α-亚麻酸，有助于健脑。研究表明，每周至少吃一顿鱼特别是三文鱼、沙丁鱼和青鱼的宝宝，与很少吃鱼的宝宝相比较，各种疾病的发病率要低很多。吃鱼还有助于加强宝宝神经细胞的活动，从而提高宝宝的学习和记忆能力。

📕 橄榄油

研究发现，地中海沿岸国家的居民，心、脑血管疾病发病率低，这与他们膳食中多食用橄榄油有关。橄榄油中含多种不饱和脂肪酸，能使宝宝不发胖，还有预防动脉粥样硬化的作用。因此，提倡父母在食油中加入一部分橄榄油。

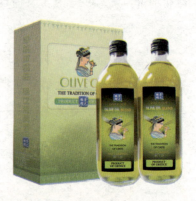

📕 蓝莓果

野生蓝莓果富含抗氧化物质，可以清除体内杂质。在小白鼠身上进行的试验结果表明，长期摄取蓝莓果能加快神经元细胞的生长分化，提高记忆力，防止随着年龄增长，平衡和协调能力的减弱，还能减少高血压和中风的发生几率。所以，父母可以适当给宝宝吃些蓝莓果。

📕 黑木耳

黑木耳能净化血液，轻身强记。对喜欢吃肉、汉堡等高脂食物的小胖墩来说，黑木耳释放出来的碱性物质能够吸附导致脑供血不足的脑动脉粥样斑块，使记忆力和思考力得到显著提升。

营养决定智力：父母最应该知道的事儿 · 009

第一章
第二章
第三章
第四章
第五章
第六章
第七章
第八章
附录一
附录二

宝宝营养锦囊

宝宝的健康食谱

1.煎小鱼饼。

原料：鱼肉50克，鸡蛋1个，牛奶50克，洋葱少许及油、盐、淀粉各适量。

做法：（1）先把鱼肉去骨刺剁成泥，洋葱切末，再把鱼泥加洋葱末、淀粉、奶、蛋、盐，搅成糊状有黏性的鱼。（2）平底锅置火上烧热、加油，将鱼馅制成小圆饼放入锅里煎熟。

健脑小秘诀：煎小鱼饼含有足够的蛋白质和丰富的脂肪及铁、钙、磷、锌及维生素A，都是益智健脑的上好营养素。

2.蛋皮寿司。

原料：鸡蛋、米饭、西红柿、胡萝卜、洋葱、油、盐等各适量。

做法：（1）先调蛋皮一张，并把蔬菜切碎末。（2）在炒锅中加油炒胡萝卜和洋葱末，而后加入米饭和西红柿，用精盐调味。（3）平铺蛋皮，将炒好的米饭摊在上面，仔细卷好，切小段。

健脑小秘诀：蛋皮寿司中突出的益智营养成分是维生素C和胡萝卜素，它们配合鸡蛋中的磷脂和固醇类物质，是促进大脑细胞发育的绝好搭档。

3.什锦蛋丝。

原料：鸡蛋2个，青椒50克，干香菇5克，胡萝卜50克及油、盐、味素、水淀粉、麻油各适量。

做法：（1）先将鸡蛋蛋清、蛋黄分别打入2个盛器内，打散后加入少许水淀粉打匀（不可打起泡）。（2）再分别放入涂油的方盘中，入锅隔水蒸熟（用中小火，大火会起孔变老）。（3）冷却后取出，分别改刀成蛋白丝和蛋黄丝。（4）香菇用温水浸泡变软，青椒洗净挖去籽，胡萝卜洗净，分别改刀成丝。（5）炒锅中加油，放入胡萝卜丝、香菇丝、青椒丝，煸炒至熟，放入蛋白丝和蛋黄丝，加入盐、味素，翻炒均匀，淋入麻油即成。

健脑小秘诀：鸡蛋富含维生素A、维生素D、维生素B_2及铁，还含有人体必需的组氨酸、卵磷脂、脑磷脂，它们都是对大脑和神经发育不可缺少的营养素；加之胡萝卜、香菇中的维生素和微量元素丰富，青椒中维生素C丰富，有利于铁和锌吸收。

维生素对宝宝的益智作用

维生素对人体的生理活动及生长发育有着极其重要的作用。维生素能参与酶类系统活动，调节体内的代谢过程。虽然人体对维生素的需求量极小，但大多数维生素都需要从食物中获得，如果膳食结构过于单一，就会导致体内维生素缺乏。维生素分为脂溶性及水溶性两类，维生素A、维生素D、维生素E、维生素K属于脂溶性维生素，可储存于体内，不需要每日供给；而维生素C及维生素B则属于水溶性维生素，不能存储于体内，必需每日供给。下面给父母们介绍几种维生素的营养功能。

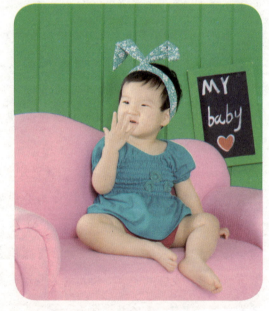

维生素A

维生素A有增强免疫力、防止细菌侵入、促进大脑发育的作用。维生素A主要存在于动物性食物中，比如肝脏、蛋黄、牛奶、鱼肝油等。另外红、黄水果和蔬菜中的胡萝卜素被人体吸收后可以转化成维生素A，代表性的食物有胡萝卜、黄瓜、苹果、柿子等。

维生素C

维生素C能维持细胞间质、结缔组织、牙齿及骨骼的正常发育，增强机体抵抗力，还有助于铁的吸收。维生素C是使脑功能敏锐的重要营养成分。新鲜蔬菜中的维生素C含量最多。

📕 维生素E

维生素E可促进人体的生长发育，保持大脑活力。缺乏维生素E会引发宝宝的智力障碍或情绪障碍。维生素E在动物食品、花生中的含量较多。

📕 维生素B$_{12}$

维生素B$_1$、维生素B$_2$、维生素B$_6$、维生素B$_{12}$同属维生素B，其中维生素B$_{12}$会参与碳水化合物和蛋白质的代谢，可促进细胞的发育和成熟；同时还能维持神经和智力的发育。维生素B$_{12}$在动物肝脏、瘦肉、鱼肉以及鸡蛋中的含量较多。

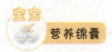

现实生活中，严重缺乏维生素的宝宝不多，但陷于隐性维生素不足的宝宝却不少，如不重视，长期下去，则会由于维生素的缺乏而导致疾病。一旦缺乏维生素，到底会有什么病症呢？较为熟知的有：

维生素B$_1$缺乏引起的脚气病，维生素C不足引起的坏血病，维生素A缺乏导致夜盲症，维生素D缺乏带来的佝偻病等。

如果父母发现宝宝有以下情况或症状的话，请注意宝宝是否有维生素不足的早期表现。

维生素A不足

皮肤粗糙、瘙痒，指甲出现深刻的白线，头发干枯，记忆力减退，心情烦躁及失眠，眼球结膜干燥，泌尿道结石。应多吃牛肝、鸡蛋、红黄色蔬菜、水果和鱼肝油。

维生素D不足

骨质软化、患儿童软骨病。应多进鱼类及蛋类、多晒晒太阳。

维生素B$_1$不足

对声音过敏，对音响有过敏性反应，小腿有间歇性的酸痛，患脚气病、神经性皮炎等。应多吃豆类、谷类、硬果类、水果、牛奶和绿叶菜。

维生素B₂不足

口角发炎，出现各种皮肤性疾病如皮肤炎，阴囊炎等，手肢有灼热感觉，对光有过度敏感的反应等。应多进食肝脏、牛奶、鸡蛋、豆类、绿色蔬菜。

维生素B₃不足

舌苔厚重，嘴唇浮肿，舌痛，唇痛，头皮特多，口腔黏膜干燥。

维生素B₁₂

行动易失平衡，身体会有间歇性不定位置痛楚，手指及有麻刺感，应多进食动物肝脏及酵母。

维生素C不足

无过度劳累、环境急剧改变或其他器质性疾病等客观原因，但却常感疲劳，常易感冒、咳嗽，抵抗力下降，牙龈经常出血，伤口难愈，舌头有深痕等。应多进食柑、橙、柚子、红枣、酸枣等。

维生素PP（尼克酸）不足

舌炎、皮炎、食欲不振、消化不良、呕吐、头晕、记忆力减退。应多进食粗粮、绿叶蔬菜、肝脏、花生、蛋白质等。

对宝宝营养益智有好处的小米

父母都给宝宝喂过小米粥，大多数的父母只知道小米粥好，但是不知道好在哪里。其实，小米营养丰富，具有很好的益智作用。而且难得的是，小米中的粗纤维含量相对较低，特别适合宝宝食用。

宝宝在生长发育期间需要补充大量的优质蛋白，据科学家分析指出，小米中的蛋白质、脂肪、钙、胡萝卜素、维生素B₁、维生素B₂等的含量均高于大米和面粉。另外小米富含色氨酸，色氨酸能促使大脑神经分泌使人昏昏欲睡的5-羟色胺。若在睡前半小时给宝宝喝点小米粥，可帮助宝宝入睡并使大脑得到

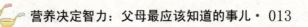
充分的休息。营养学家认为，小米是健脑补脑的有益主食，具有很高的营养价值，宝宝常食可增强智力。

小米粥是健康食品。可单独煮熬，亦可添加大枣、红豆、红薯、莲子、百合等，熬成风味各异的营养品。小米磨成粉，可制糕点，美味可口。将小米、紫米、玉米碴、红豆、绿豆、花生豆、红枣一起煮至黏稠状，这种粥营养较全面，富含丰富的碳水化合物、蛋白质、脂肪、微量元素和维生素，尤适宜食欲欠佳、肠胃不好以及贫血的宝宝食用。

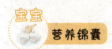
宝宝营养锦囊

美味小米粥的两种做法。

1.龙眼小米粥。

原料：龙眼肉（桂圆肉）20克，小米50克，糖玫瑰、白砂糖各适量。

做法：将小米淘洗干净，入锅加水煮粥。放入洗净的龙眼肉，煮至烂熟。调入白砂糖，撒上糖玫瑰即可。

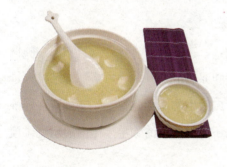

2.南瓜银耳粥。

原料：小米、南瓜、银耳、红枣各适量。

做法：（1）银耳提前用清水泡发半小时，洗净后去黄蒂，摘成小朵。（2）南瓜去皮去瓤，切成一厘米见方的块。（3）小米，红枣洗净后，与银耳、南瓜一起放进锅中，加适量冰糖，大火烧开后转小火少至银耳软糯即可。

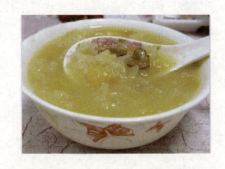

燕麦片能够促进宝宝的智力发展

燕麦又称皮燕麦，在我国常被称为"筱麦"和"玉麦"。燕麦是一种营养价值很高的粮食，对促进宝宝的智力发育有极大的好处。燕麦和小麦是两种不同的谷物。小麦通常被碾磨成"白面粉"，外层的大量营养物质会损失。纯燕麦片本身就是全谷，没有经过除去外层部分的处理，所以它无需声明"全麦"与否。而且，纯燕麦片的营养价值远高于全麦面粉。一定要注意，产品中燕麦片的比例越高，则产品的营养价值越高。含有较多米粉、玉米之类成分，则营养价值会打折扣。

燕麦营养丰富，每100克燕麦中的蛋白质含量高达15克，脂肪约7克，碳水化合物约62克，此外燕麦还含有极其丰富的亚油酸，占全部不饱和脂肪酸的35～52%。每100克燕麦中含钙50～100毫克，维生素B的含量更是居各种谷类粮食之首，尤其富含维生素B_1，能够弥补精米精面在加工中丢失的大量维生素B。燕麦所含蛋白质中的赖氨酸含量很高，具有促进宝宝智力发育和骨骼生长的作用，还可治疗食欲不振和消化不良等症。

燕麦是谷物中唯一含有皂甙素的作物，它可以调节人体的肠胃功能，降低胆固醇。因为燕麦中同时富含可溶性纤维和非可溶性纤维。可溶性纤维可大量吸收体内胆固醇，并排出体外，从而降低血液中的胆固醇含量；非可溶性纤维有助于消化，能预防宝宝便秘。而且燕麦还能很好地清除宝宝体内的垃圾，预防肥胖症的发生。

燕麦符合营养学家所提倡的"粗细搭配、均衡营养"的饮食原则，能满足人体生长发育的需要。燕麦不但是1岁以上宝宝的营养食品，其实也是全家人的健康之选。

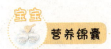

营养锦囊

燕麦片怎么吃才有营养？这里介绍一款燕麦营养粥，供大家参考。

蔬菜玉米麦片粥。

原料：玉米碴50克，大米30克，玉米面20克，即食燕麦片20～30克，清水适量（做成粥或稀饭都可以），玉米粒、豌豆粒、胡萝卜粒、土豆丁、西兰花各少许（根据自己的需要和口味来放蔬菜就行，种类和多少都随意）。

做法：（1）先准备煮粥的材料，这里有燕麦片，玉米碴，大米和玉米面。

（2）玉米碴洗净，要提前一晚浸泡，第二天再洗一下就可以用来煮粥了。

（3）取小锅，放入淘洗干净的大米和浸泡过一晚的玉米碴，再注入足够量的清水。

（4）把小锅放置火上大火煮滚。

（5）煮滚后倒入玉米面，玉米面下锅前可先用水调成糊状，边倒边用汤勺搅匀，以免结块。然后转小火慢慢熬制。

（6）在粥快煮好的时候准备蔬菜，把你选的蔬菜洗净，切小丁备用。

（7）粥煮到米粒开花就可以了，这时放入蔬菜丁和燕麦片，不易煮熟的蔬菜可以先放，略煮一下至所有材料成熟就可以关火了。

健脑小秘诀：喝的时候可加一点盐调味，也可以什么都不加，可以搭配烤吐司一起吃，全麦吐司切片，涂上一层黄油，放入烤箱烤约10分钟左右即可。

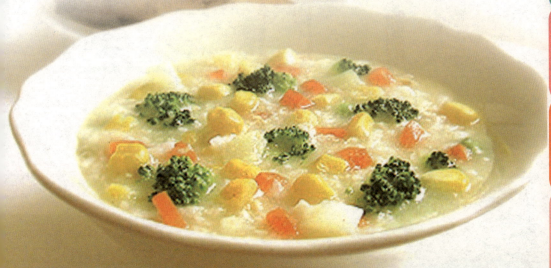

第一章

第二章

第三章

第四章

第五章

第六章

第七章

第八章

附录一

附录二

第二章

饮食新主张：聪明宝宝的营养快线

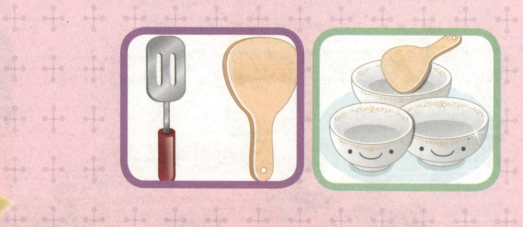

宝宝食物中要少放调味料

味精是调味料的一种，它的主要成分是谷氨酸钠，谷氨酸钠吃多了会使宝宝致癌。一些年轻的父母在宝宝厌食或胃口不好不愿吃饭时，往往会在菜肴中多加些味精，以饭菜味道鲜美来刺激宝宝的食欲，或者放任宝宝一次进食大量美味的鸡鸭鱼肉而不加以控制，其实，这种做法都是不可取的，味精虽对人体有一定好处，长期过量食之也是会损害身体健康，对于宝宝而言更是如此。

味精食用过量，对宝宝的身体有极大的损害，具备表现为：

1.致使宝宝缺锌。

医学专家研究发现，味精进入人体后，在肝脏中被谷氨酸丙酮酸转移酶转化，生成谷氨酸后被人体吸收。由于谷氨酸钠进入人体后能参与机体细胞内氨基酸、蛋白质及碳水化合物的代谢，促进氧化过程，故能改善神经系统的功能。但在食物中加入过多的味精，特别对宝宝是有害的。因为味精被肠道吸收进入血液后，能与血液中的微量元素锌化合成谷氨酸锌而排出体外，若经常食用过多的味精，日积月累则会导致锌缺乏。而锌是人体内的重要微量元素，具有维持人体正常发育生长的作用，对宝宝来说更是不可缺少的，一旦缺乏，便可出现味觉迟钝，厌食，甚至智力减退、生长迟缓、性晚熟等不良后果。

2.抑制生长发育。

研究表明，谷氨酸经胃肠道

吸收进入大脑后，会在脑组织的局部产生抑制性神经递质8-氨基丁酸，宝宝过多食用味精或含谷氨酸钠的食物，在大脑中生成的过多的8-氨基丁酸就会抑制下丘脑分泌的促甲状腺素释放激素和促甲状旁腺激素释放激素的分泌，结果使得甲状腺素和甲状旁腺激素的分泌减少。甲状旁腺激素是用来调节血钙和血磷最重要的激素，它能促进肠道对钙磷的吸收，一旦缺乏，钙磷就会大量流失，对宝宝的生长发育造成负面影响。

3.引发"美味综合征"。

一味追求鲜美还会使宝宝产生美味综合征。所谓美味综合征是指过多食用鸡、鸭、鱼、肉等含有较多谷氨酸钠的美味食品（它是味精的主要成分）而导致的新陈代谢异常。美味综合征一般是在进食后半小时发病，病症表现为头昏脑涨、眩晕无力、心慌、气喘等，有些还会出现上肢麻木，下肢颤抖甚至恶心及上腹部不适等症。因此，对于正处于发育期的宝宝，美味佳肴也不可一次吃得过多。

总而言之，摄入过多的味精对宝宝的健康伤害是很大的，父母应在日常饮食中加以控制。

其实，只要选对了吃法，就会降低味精的危害，变害为利。

1.不要在用高汤烹制的菜肴中加入味精。

高汤本身已具有鲜、香、清的特点，若还在高汤中使用味精，只会将高汤的鲜味掩盖，使得菜肴的口味变得很奇怪，并达不到令菜肴更加鲜美的效果。

2.对于酸性强和含有碱性原料的菜肴，都不适合加味精。

味精在酸性环境中不易溶解，酸性越大溶解度越低，鲜味的效果越差，所以在酸性菜肴（如：糖醋、醋熘菜等）中加入味精并不适合。而在含有碱性原料的菜肴中，味精会和碱化合生成谷氨酸二钠，产生氨水臭味。

3.投放味精的最佳时间是在菜肴将要出锅时。

谷氨酸钠在温度高于120℃时，会变为焦谷氨酸钠，不但没有鲜味，而且还会产生轻微的毒素，进食后对人体有害，难以排出体外，所以对炖、烧、煮、熬、蒸的菜，不宜过早放味精，要在将出锅时才放，若菜肴需勾芡的话，味精投放应在勾芡之前。

4.味精使用时应掌握好用量，并不是多多益善。

味精使用时应掌握好用量，如投放量过多，会使菜中产生苦涩的怪味，形不成鲜美的口感，一般而言，每道菜加入味精不应超过0.5毫克。

5.海鲜、肉类和蘑菇等食品可不放味精。

海鲜、肉类和蘑菇等食品本身就含有鲜味成分，所以此类食品中，味精、鸡精都可不放。

6.留心食盐和味精的比例。

谷氨酸钠本身也有咸味，如在烹调食品中添加味精，则应少加食盐，如果太咸，味精就可能吃不出鲜味，一般而言，食盐与味精的比例在3∶1或4∶1范围内可达到圆润柔和的口味。

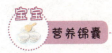

拌凉菜使用晶体味精时，应先用少量热水化开，然后再浇到凉菜上，效果较好。因味精在45℃时才能发挥作用。如果用晶体直接拌凉菜，不易拌均匀，影响味精的提鲜作用。

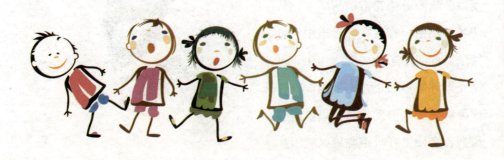

适量食盐，宝宝健康的保障

开门七件事："柴米油盐酱醋茶"，说明盐是人们的必需品。吃饭时菜里如果不放点盐，即使山珍海味也如同嚼蜡。盐不仅是重要的调味品，也是维持人体正常发育不可缺少的物质。

人不吃盐不行，吃盐过少也会造成体内的含钠量过低，发生食欲不振，四肢无力，晕眩等现象；严重时还会出现厌食、恶心、呕吐、心率加速、脉搏细弱、肌肉痉挛、视力模糊、反射减弱等症状。但是，多吃盐也对人体有害无益。科学家们研究的结果表明：盐能使人体"水化"，就是说盐对水有某种吸附力，人体内盐分多了，要求水分也相应地增加，从而使过多的水分滞留在体内，因此引起高血压。鉴于食盐过量的危害，营养专家就指出，无论是健康的宝宝，还是体弱的宝宝，均不宜摄入过多的盐，饮食应该以清淡为主。

食盐过量会给宝宝带来很多危害，会导致宝宝：

1.上呼吸道感染。

高盐饮食可抑制黏膜上皮细胞的繁殖，使其丧失抗病能力，还可使口腔唾液分泌和溶菌酶减少，致使各种细菌、病毒在呼吸道中大量繁殖。同时由于盐的渗透作用，可杀死上呼吸道的正常寄生菌群，造成菌群失调，引发疾病。以上这些因素都会使上呼吸道黏膜抵抗疾病

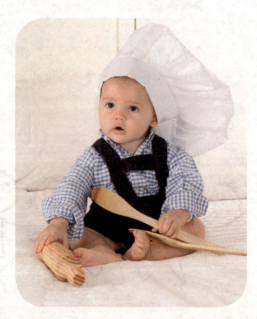

侵袭的作用减弱，加上宝宝的免疫能力比成人低，盐吃多了，就更容易患上呼吸道疾病。

2.影响人体对锌的吸收，导致宝宝缺锌。

高盐饮食会影响宝宝对锌的吸收，导致宝宝缺锌。锌是人体脑力发育的重要营养素，缺少会影响宝宝的智力发育，还会造成宝宝免疫力下降，从而引发各种疾病。

3.出现心血管疾病。

摄入过量食盐会导致体内钠离子过多。宝宝的肾功能还未发育完善，没有能力完全排出体内过多的钠，过多的钠会导致心脑负担加重，引起水肿或充血性心力衰竭，还会促使血量增加，导致血压增高，很可能引发高血压等疾病。

因此，营养专家提出，宝宝饮食应以清淡为主。妈妈们给宝宝的膳食调味品，应做到"四少一多"的原则，即少糖、少盐、少酱油、少味精、多醋。此外，味精、酱油、虾米等含钠也极高，但由于口味和营养，可限量进食。

食盐过量虽然对宝宝身体有害，但是吃盐讲究方法，还是可以降低食盐过量的危害的。

1.全家总动员，多吃清淡饮食。

宝宝的口味与父母有关，父母的口味重，宝宝饮食中的盐含量也会相对增多。据了解，目前我国家庭饮食中普遍含盐量超标。父母在准备膳食时，一定要注意减少盐的成分，做个好榜样。

2.少吃腌制食品，巧用风味菜。

南方喜欢吃梅干菜、咸鱼和腊肉等，这些食物中含钠量普遍较高，宝宝应尽量避免食用。此外，豆瓣酱、辣酱、榨菜、酸泡菜、酱黄瓜、黄酱、大酱、腐乳、咸鸭蛋等也不要多吃。

北方日常饮食多为咸香味，可适当改善口味，用甜、酸味代替咸味。比如灵活运用蔗糖烹制糖醋风味菜，或用醋拌凉菜，既能弥补咸味的不足，又可促进食欲。

3.不要以父母的标准要判断宝宝的口味。

研究资料表明，对食盐的敏感度是随着年龄的增长逐渐降低的，使成人感到咸味的氯化钠的浓度为0.9%，而使宝宝感到咸味的浓度为0.25%。若按成人的口味摄入食盐，就会使宝宝体内的钠离子过多，长此以往，宝宝就对这个咸度产生耐受，从主观上认可了这个咸淡度，如果父母还不有意加以控制的话，宝宝以后的食盐摄入量在大多数情况下还会逐渐增加。所以，千万不要拿父母的标准来判断宝宝的口味。

4.遵循"餐时加盐"的原则。

"餐时加盐"，即烹调时或起锅时，少加盐或不加盐，等菜肴烹调好端到餐桌时再放盐，既可以照顾到口味，又可以减少用盐量。这是因为就餐时放的盐主要附着于食物和菜肴表面，来不及渗入内部，而人的口感主要来自菜肴表面，因此吃起来咸味已够。这样既控制了盐量，又可避免碘在高温烹饪中的损失。

5.用低钠盐取代普通盐。

低钠盐的含钠量大幅减少，却增加了钾和镁，而钾与镁能"排挤"体内多余的钠，且具有降低血压的积极作用。

宝宝营养锦囊

1.妈妈借味小妙招：

（1）做汤用生抽调味。

做面片汤时，倘若担心没味道，可在汤中放入几滴生抽，这样面片汤就有滋有味了。

（2）蛋羹放虾皮。

蒸蛋羹时可在里面放一些切碎的虾皮，有了虾皮，蛋羹就会有种独特的风味，让宝宝爱吃而不用加盐。

2.营养学家建议，1～6岁的宝宝每天食盐不应超过2克，1周岁以前以每日不超过1克，3个月后的宝

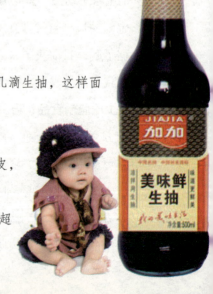

宝可适当吃些咸食。但对患有心脏病、肾炎和呼吸道感染的宝宝，就应严格控制饮食中盐分的摄入量。

3.合理挑选零食。过量的盐分还来源于宝宝吃的零食。多选择新鲜水果为零食，让宝宝少接触果脯与炒货，也能有效减少盐分摄入。

4.合理补足锌元素。给宝宝供足含锌丰富的食物，有助味觉灵敏，增强宝宝对咸味的敏感度。

宝宝吃油炸食品影响健康

很多宝宝都爱吃快餐食品，这些快餐食品多半是油炸的，因为其美味可口，深得宝宝们的青睐。这些食品包括炸猪排、炸鸡腿和炸土豆条等油炸食品，因为又香又脆，确实很好吃。可是因为油炸类食品吃得太多，影响正常胃口，不少宝宝甚至还出现肥胖、厌食等症状。

营养专家发出了警告：正处于发育期的宝宝如果吃过多的垃圾食品，大脑很有可能会受到永久性的损伤。这些油炸处理过的食物不但会影响宝宝们的肌体发育，而且会对他们的脑力意识成长带来不利后果。

1.油炸食品不容易消化，多吃容易得胃病。

宝宝的胃肠道功能还没有完全发育成熟，高温食品进入胃内后会损伤胃黏膜而得胃炎。油脂在高温下会产生一种叫"丙烯酸"的物质，这种物质很难消化。多吃油炸食物的宝宝会感到胸口发闷发胀，甚至恶心、呕吐或消化不良，个别宝宝吃了油炸食物后还会连续几顿吃不下饭。

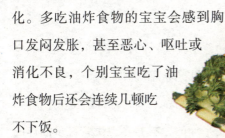
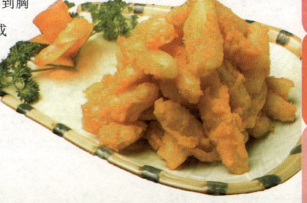

2.容易引发维生素B₁缺乏症。

食物油炸之前外表常常要裹上一层面粉浆，在高温下，面粉中的维生素B₁全被破坏掉了，所以长期吃油炸食品会发生维生素B₁缺乏症。

3.引发癌症。

食物经高温煎炸处理，可产生有致癌作用的多环芳烃，如炸薯条中发现会产生高浓度致癌物质丙烯酰胺，而且油在高温下反复使用还会很容易导致所产生的脂质过氧化物累积，这些脂质过氧化物可促使脑细胞早衰。

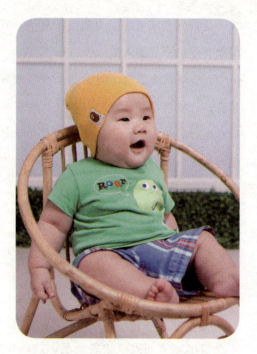

不少妈妈习惯把炸过食品的油存放起来，反复使用，这种做法对宝宝的身体健康更加有害。

4.引发肥胖。

健康饮食中每天膳食中由脂肪提供的热能应占全天热能总量的25～30%。但是经常吃油炸食品的宝宝，每天由脂肪提供的热能明显超过上述指标，因此很容易出现肥胖。

5.油炸后的食品营养素被严重破坏。

食物经高温油炸，其中所含的各种营养素被严重破坏。高温不但使蛋白质炸焦变质而降低营养价值，而且还会破坏食物中的脂溶性维生素，如维生素A、胡萝卜素和维生素E，从而妨碍宝宝对它们的吸收和利用。

6.容易感冒。

常吃油炸食品，高热量食物摄入得过多，容易导致"内热重"、"火气大"。宝宝"火气"一大就爱出汗，稍微遇风即容易着凉感冒。

除此之外，如果是从小摊小贩上购买油炸食品，那危害可能更大，因为街头小摊贩的油炸食品往往不卫生：一是用来炸的原材料不卫生，许多油炸的原材料都是快坏了或者已经坏了的；二是使用的油不卫生，一些商贩为了节约成本常常将油反复高温加热使用，使油脂炸焦变黑，增加了致癌物和有害物质的含量。再者，这些油炸食品都是在极短时间内高温烹制而成，常常是外面已炸得焦黄（糊）发硬里面却还没有熟透，因此没有完全杀灭食物中的病原微生物，容易引发肠寄生虫等疾病。

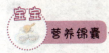

1.患有哮喘的宝宝最好不要吃辛辣类的油炸食品，因为很可能加重病情。

2.妈妈们要掌握提高菜肴的烹调技术，可采用宝宝喜欢的口味如糖醋味、红烧味及茄汁味来加工荤菜，如红烧排骨、糖醋带鱼、茄汁鲳鱼等，使荤菜变得多滋多味，花色品种繁多。这样做宝宝就不会老是对油炸食品念念不忘。宝宝的天性总是喜欢花色多样的美食。如果妈妈们能满足这些要求，就可以改变宝宝喜欢吃油炸食品的习惯。

罐头食品不能给宝宝增加营养

在我们的日常生活中，为了延长食物的保藏期，聪明的人类发明了罐头食品。罐头食品具有久存不坏的优点，特别对季节性强的食品，如果能在淡季时吃罐头食品，方便解谗，确实不错。然而，世界卫生组织却将罐头食品（包括鱼肉类和水果类）列入"垃圾食品"之列，为什么呢？这要归咎于罐头食品中的添加剂，这些添加剂对一般成年人来说是安全的，而对宝宝则不然。

宝宝体质稚嫩，内脏器官尚发育不成熟，尤其是肝、肾的解毒和代谢功能尚不完善，如果食用罐头过多，人工合成物容易在体内积蓄，形成的毒素不能及时排出体外，这样不但影响宝宝的生长和发育，还可能引起慢性中毒。

第一章 第二章 第三章 第四章 第五章 第六章 第七章 第八章 附录一 附录二

1.添加剂会致癌。

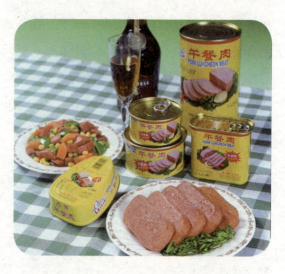

在生产罐头食品时，为了保持食品色佳味美，经常要添加一些辅料，如人工色素、香精、甜味剂，制作肉类罐头食品时还要添加一定量的硝酸盐和亚硝酸盐，以促使肌红蛋白转变成亮红色的亚硝基肌红蛋白。亚硝酸盐能与蛋白质分解后所产生的胺类结合成具有强烈致癌作用的亚硝胺。尽管如此，但因亚硝酸盐对肉毒杆菌有特别强大的抑制作用，停止使用亚硝酸盐以后，肉毒杆菌中毒的事件屡有发生。

2.含有防腐剂。

为延长保存期，罐头食品在制作过程中要加入防腐剂（如苯甲酸）。一般而言，罐头食品所加防腐剂经过检验对人体无毒害作用，少量短期食用是相对安全的。但是，经常食用对肝、肾均有损害。

3.可能引发宝宝铅中毒。

罐头食品大多数采用焊锡封口，焊条中的铅含量颇高，在储存过程中可污染食品。宝宝消化道的通透性较大，这些添加剂和重金属均可被吸收，从而影响宝宝的健康。

4.营养素损失大。

无论是水果类罐头，还是肉类罐头，其中的营养素都遭到大量的破坏。罐头食品经煮熟、装罐、排气、密封后，常常还要采用超高温消毒灭菌（100～121℃，历时10～20分钟，因食物的品种、老嫩、罐内的酸碱度而略有差别）。另外，罐头制品中的蛋白质常常出现变性，大大降低了人体的消化吸收率，营养价值大幅度"缩水"。

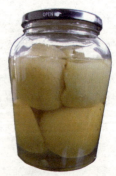

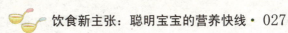
5.高糖分使胰腺负荷加重，引发肥胖。

很多水果类罐头都添加了大量的糖分，这是为了增加口感。这些能量较高的糖分被摄入人体后，会导致肥胖。同时，可在短时间内导致血糖大幅度升高，胰腺负荷加重。另外，研究还发现，糖分可以改变蛋白质的分子结构，从而影响宝宝的免疫力。

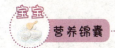

1.现在，由于温室育种技术的广泛应用，蔬菜供应的季节性已经大大淡化，几乎随时可以买到各种新鲜的蔬菜和水果。另外，从经济的角度出发，罐头食品的价格往往偏贵一些，因此它的性能价格比也较低。所以如果条件许可，还是应该多吃新鲜食物，少吃罐头食品为好。

2.罐头食品中维生素的损失最严重，几乎被破坏殆尽。罐头加工后损失维生素C大约有10~60%，维生素B_1损失20~80%，维生素B_2与维生素B_3损失不到10%，维生素B_5损失20~30%，维生素A损失15~20%。

3.罐头大多加有调味品，经常吃会引起宝宝味觉的灵敏度下降，从而导致宝宝偏食和挑食。

4.罐头食品的好坏可以采用下列方法鉴别：看罐头盖四周有无锈迹，有锈迹者可能时间较长，质量无法保证；看色泽，汁液明亮就是好罐头；看罐头外形是否有凸起，好的罐头顶部是凹下的；用手指敲击罐头，声音应清脆。

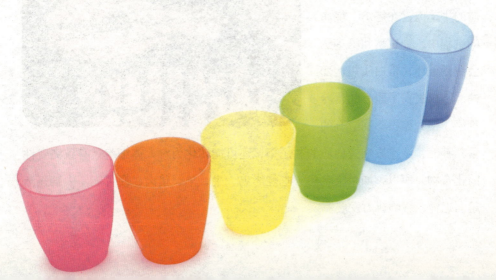

烧烤食品会削弱宝宝的智力

烧烤口感好，无论是成人还是宝宝都喜欢吃。在夏天的夜晚，常能看到父母带着宝宝在吃烧烤。鱿鱼、小龙虾、黄鳝、龟鳖、螃蟹以及猪牛羊禽等，看得宝宝们口水直流，恨不得能立刻大快朵颐。

烧烤的流行，满足了人们日益增长的物质生活求新、求变、求异的消费需求，却也为宝宝们的智力发育和生长发育带来了不利影响。

1977年，日本学者报道了从煎烤或烟熏的牛肉、鱼表面切下的焦痂物质有很强的致突变性，这种热裂解产物在煎烤的牛、猪、羊肉和鱼、蛋及加工咸肉、火腿中都能检出，而上面提到的这些食物经过微波炉加热或水煮则不产生此类物质。据检测，该种物质会增大人体致癌的几率。

1.影响宝宝智力发育。

牛羊肉在熏烤过程中会产生有害物质，对宝宝大脑的发育极为不利。富含蛋白质的牛羊肉，在烤炉上烧烤的过程中，维生素和氨基酸会遭到破坏，蛋白质焦化变性，不仅失去了原有的营养价值，使大脑得不到应有的

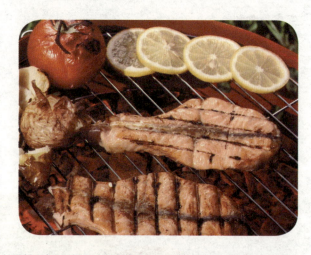

营养补充，严重影响蛋白质的利用率，还可能转化为对人体细胞具有致突变性的化合物。所以，如果宝宝经常吃烧烤鸡、牛、羊、猪肉，便可能使大脑逐渐趋向迟钝，影响智力发展。

2.烧烤食品会致癌。

由于肉块直接在高温下进行烧烤，被分解的脂肪滴在炭火上，再与肉里蛋白质结合，就会产生一种叫苯并芘的致癌物质。宝宝如果经常食用被苯并芘污染的烧烤食品，致癌物质会在体内蓄积，有诱发胃癌、肠癌的危险。美国一家研究中心的报告称，吃一个烤鸡腿就等同于吸入60支烟的毒性。

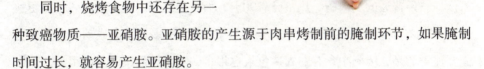

同时，烧烤食物中还存在另一种致癌物质——亚硝胺。亚硝胺的产生源于肉串烤制前的腌制环节，如果腌制时间过长，就容易产生亚硝胺。

3.常食烧烤食品影响宝宝视力。

烧烤食物外焦里嫩，有的肉里面还没有熟透。如果是不合格的肉，宝宝食用就可能会感染上寄生虫。据美国一项权威研究结果显示，食用过多的烧煮熏烤太过的肉食将受到寄生虫等疾病的威胁，甚至严重影响宝宝的视力，造成眼睛近视。

4.宝宝食用烧烤食品容易诱发胃病。

经过烧烤，食物的性质偏向燥热，加之孜然、胡椒、辣椒等调味品都属于热性食材，比较辛辣刺激，会很大程度地刺激胃肠道蠕动及消化液的分泌，有可能损伤消化道黏膜，还会影响宝宝体质的平衡。

5.烧烤食品被认为是"现代病元凶"。

烧烤食品所含的脂肪高、热量高，与高血压、糖尿病、心血管疾病等"现代病"有很大关系。

需要父母重视的是，烧烤食物的危害并非立竿见影，而是一个逐渐积累的过程，往往在大快朵颐的时候，危害已经从口而入，慢慢地侵蚀着人体的健康。特别是宝宝，正处于生长发育时期，体内各器官功能尚未发育完善，肝脏的解毒功能差，身体抵抗力弱，受害尤甚。

虽然说烧烤食品危害很大，最好不要吃，但宝宝们往往管不住自己的嘴，作为父母，看着宝宝想吃又不能吃的模样，总是不忍心。如何协调美食与健康，尽可能地降低烧烤的危害呢？下面的内容可以帮助父母找到问题的答案。

1.要选择低脂食物。

烧烤要吃得健康，第一步要懂得选择食物。很多宝宝烧烤最爱烧鸡翼。但是，单一只鸡全翼，热量就有150卡，一次烧烤4～5只，这样就已摄取了600卡，相等于两大碗饭，难免使得宝宝的热量摄入过多。其实，如果要品尝烧鸡香味，不妨选择用鸡扒或鸡柳，摄入的热量相对较低。

至于烧烤的"头盘"，大家自然联想到快捷方便的肉肠。但别看轻这小家伙，一条普通的鸡肉肠，热量已有90卡，而较受欢迎的芝士肠，一小条更达115卡之多。肉肠之所以热量这么大，是因为肉肠中多是肥肉或动物内脏。更需要注意的是，肉肠中含有的人造色素也很多，对身体健康的危害很大，所以最好还是不要让宝宝吃。同比而言，肉丸类食物相对好些，虽然肉丸的盐分偏高，但总比肉肠健康些。选购肉丸时，未经油炸的鱼丸或牛丸是较佳的选择，切忌选用墨鱼丸或者贡丸等，前两者十粒只有100卡，但后两者却有150卡。

2.不要在烧烤食物上涂蜜。

烧烤时，想为食物增添美味，很多人都喜欢在烧烤食物上涂蜜糖，特别是宝宝，有时买两瓶蜜糖都不够用。问题就在这里：每一汤匙蜜糖已有热量65卡，宝宝在一匙一匙地加蜜的同时，其实已经多加了很多热量。如果想增添食物鲜味，又想使食物健康点，营养专家建议，涂一次蜜糖便足够了，其后不妨选用黑椒粉、芥末等天然调味品，以增加食物的美味。

3.善用锡纸和剪刀。

无论如何，将食物烧烤总是不太健康的，因为烧烤的过程中会导致致癌物质的产生。所以建议父母只将部分食物作烧烤，剩下的部分可用锡纸包裹后才加热，便能将致癌几率大大减低。

烧烤时若将食物烧焦了，可用剪刀剪去烧焦部分，因为烧焦部分含致癌物。同时，剪刀也可用来剪去食物的肥膏，尽量减少脂肪摄入。

4.烧烤食物要多元化。

烧烤不一定都吃烤肉，五谷、蔬菜烤起来也同样美味。五谷类之健康烧烤首选为玉米，烤玉米不但金黄美味，又易填饱肚子。此外，红薯也是不错的选择，红薯中含有丰富的纤维素，有助于促进肠胃蠕动。而热烘烘、脆脆的烧包，也可以给宝宝适当多吃些，但切忌加入大量蜜糖。

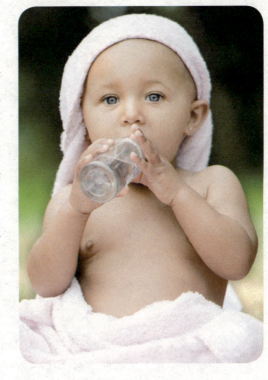

至于烧烤包，现成的烧烤包当中的肉类多含大量腌料，故最好自己准备，可以选用天然的调味料，如新鲜的洋葱、蒜头、辣椒等。选择肉类时，不妨多选吃海鲜类，包括蟹、虾、带鱼等，烹调方法可将海鲜放入锡纸，烧熟后加入小量豉油，美味非常。而可烧的蔬菜选择尤多，首选柿子椒，另外西兰花、西红柿、金针菇也不错，用锡纸包住任何切片蔬菜，放进烧烤炉烘3~5分钟，便可食用。

 **营养锦囊**

1.错误的烧烤方法及避免方法。

（1）烤肉酱放得太多。

一般在烤肉前用酱油等腌制，而烧烤时又需加入许多烤肉酱，这样会导致吃下过多盐分。

避免方法：最好的方式是用低盐酱油腌制，这样就不需再使用烤肉酱。或者烤肉酱在使用前先加饮用水稀释，如果因此太稀而不好黏附，可加点淀粉勾芡。

（2）生熟食器具不分。

烤肉时生熟食所用的碗盘、筷子等器具没有分开，易导致交互感染而吃坏肚子。

避免办法：准备两套餐具，以避免熟食受到污染。

（3）烧烤食物过于单一。

烤肉材料一般都是肉类等高热量食物，再加上使用烤肉酱等，油脂含量过高，容易造成身体脂肪堆积。而且，烤肉中经常以肉类和海鲜为主，胆固醇含量很高，纤维摄入往往不足。

避免办法：父母在选用烧烤材料时，尽量选择油脂较少的瘦肉和脂肪酸含量高的鱼类，如猪里脊、鸡胸肉或鱿鱼、生蚝等，不要吃肥肉。另外，还可以搭配吃些蔬菜，以减少油腻。另外，保持细嚼慢咽，餐后多运动，都是消耗脂肪的好办法。

除此之外，父母应多选用茭白、青椒等食物，且让宝宝多吃些柳橙等维生素C含量高的水果，不仅热量低、富含维生素，还有丰富的果胶及纤维质，可以促进排便，降低胆固醇，还能达到很好的防癌效果。

2.吃烧烤妙招降低致癌几率。

（1）扇贝等海鲜，可不放酱汁，直接加些蒜蓉烤味道就最好，还可减少致癌物的产生。

（2）千万不能让宝宝边吃烤肉边喝啤酒。

前面已经提到，在烧烤过程中，不仅食物中蛋白质的利用率降低了，同时还会产生致癌物质苯并芘。而且，肉类中的核酸经过加热分解产生的基因突变物质，也可能导致癌症的发生。而当饮酒过多会使血铅含量增高，一旦烧烤食物中的上述物质与其结合，容易诱发消化道肿瘤。

还有研究表明，酒精本身虽不是致癌物，但是，它有明显的辅助致癌作用。这是因为，酒精是一种有机溶

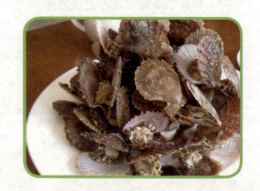

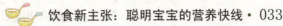

剂，它能使消化道血管扩张，并溶解消化道黏膜表面的黏液蛋白，使致癌物质极易被人体吸收。另外，酒精能降低肝脏的解毒功能，促使致癌物发生作用。此外，酒精还能抑制人体的免疫功能，加强致癌物的活化。况且，宝宝年龄小，也不适宜喝酒。

（3）烧烤食品致癌性大小与食入量有关，建议每周不超过2次，每次不超过100克。

（4）吃烧烤食物时最好给宝宝配上温热的大麦茶或绿茶，既能解腻，又能保护肠胃。

3.自助烧烤的小技巧。

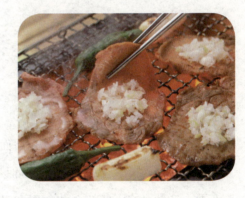

（1）不同食材，要有不同烤法。

①烤肉片：较薄的肉片，大约只需3分钟就可以熟了，不宜烤太久。

否则，肉变硬或焦了，就不好吃了。猪肉必须烹至全熟才可食用，牛肉不宜烤至全熟食用，否则会破坏肉质的鲜嫩。

②海鲜食品及鱼类：在烧烤蛤仔及鱼时，最好用锡箔纸包起来，这样不易将鱼皮烤焦，也容易储存鲜美的汤汁。烧烤约2～3分钟，至鱼片凸起，即可食用。

③甜不辣、热狗、香肠等：尽量用小火，除了蔬菜以外，最好放在锡箔盒中，用焖烧的方式烧烤，火越旺越好。

（2）清洁烤架。

在烧烤食物前，先在烤架上刷一层油，以免食物粘在架上。随时用铁刷刷掉烤架上的残渣，保持烤架清洁，才不会影响到食物的风味。

（3）适时翻面。

食物一上烤架，不停地翻来翻去不仅会延长烤熟的时间，还会破坏蛋白质，造成肉质变硬。在翻烤食物时，食物必须受热到一定程度才容易翻面。如果翻面后，部分食物粘在了网架上，说明蛋白质还没有完全受热，硬拉只会撕破蛋白质纤维，若是鱼类便会形成脱皮现象。

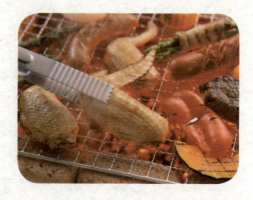

（4）补充水分。

食物在烧烤过程中，时间越长，水分和油脂的流失越大，口感越干涩。因此在烧烤过程中应在食物上适量刷些烧烤酱，可保持食物湿润度，但注意不要一次刷得过多，而造成食物过咸。

尊重宝宝个体饮食差异

有些宝宝仿佛是专门为了吃东西而生活，他们多半是那种胖胖圆圆的体型。一年四季，很少有吃饭的麻烦，但是，另外有一种宝宝，他们从来想不到吃东西，这是那种瘦小单薄型的宝宝。他们的饥饿感往往很快就会消失。天气炎热，他们更加厌烦吃东西。对这样的宝宝，只要他们活泼健康，父母就不用太着急，顺其自然为好。

■ 正确认识宝宝的饮食差异

每个人的饮食习惯都不一样，宝宝也是如此，所以，在保证宝宝营养充足的前提下，父母没必要强迫宝宝吃那些他们非常抗拒的食物。

宝宝的饮食差异，在添加辅食阶段就会初露端倪，有的辅食宝宝喜欢吃，有的就完全拒绝接受了，这时候，父母宜灵活掌握增添换乳期食品的品种和数量，根据宝宝的饮食差异来调整辅食。

■ 出现饮食差异的原因

1.遗传因素。从进化理论的角度来解释，人类会自发选择身体所需要的食

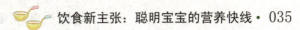

物。在酸甜苦辣咸几种味道中，人类天生偏爱甜味和咸味，讨厌酸味和苦味。除了共同的偏爱之外，也有个体的差异。不同人对于食物有不同的偏好，这种偏爱是有遗传性的。比如宝宝常出现的"恐新反映"，就是对新鲜未见过的食物具有天生的抗拒心理。其实，这是宝宝的一种自我保护的本能。所以，宝宝会出现拒绝食物的现象。

2.家庭环境影响。家庭是宝宝生活的主要场所，良好的家庭环境对宝宝的合理饮食应起着重大作用。

3.宝宝性别差异。一般说男宝宝胃口好的多于女宝宝，这是因为男宝宝好动，喜欢奔跑、跳跃和打斗，能量消耗大，需要补充较多的营养。女宝宝的视觉、嗅觉较男宝宝灵敏，对食物就更挑剔，不容易接受新口味，这是因为女宝宝比较安静，消耗量较小。然而男宝宝说话和走路都晚于女宝宝，这是因为女宝宝骨骼、肌肉和神经系统发育比男宝宝快。

4.宝宝患病时，或天气太热，或消化不良时。宝宝身体不舒服，自然会哭闹，也更容易挑食。父母在宝宝生病期间要注意给宝宝合理膳食，针对宝宝出现的情况采取相应的饮食方案。

宝宝营养锦囊

宝宝要少吃多餐，最好每天吃上5~6顿。过分强制，往往会把他们原来那一点点小胃口也给破坏掉。如果妈妈一心一意给这样的宝宝喂油重荤多的饭菜，那麻烦就更大了。所以，关爱宝宝的健康，就要尊重他们的饮食差异。

第一章 第二章 第三章 第四章 第五章 第六章 第七章 第八章 附录一 附录二

培养宝宝良好的饮食习惯

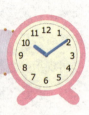

　　培养宝宝良好的饮食习惯是保证宝宝营养均衡、身体健康、精神愉快、身心正常发育的重要前提。在日常生活中，我们见到饮食习惯不好的宝宝，不是身体较弱，就可能是个肥胖儿，因为这些宝宝在饮食方面肯定存在问题：有的挑食、偏食，有的饮食毫无节制。

　　父母都知道让宝宝养成良好的饮食习惯很重要，那么父母到底如何培养宝宝良好的饮食习惯呢？

1.定时定量定点吃饭。

　　对于每个人来说，一日三餐定时，就能够形成固定的饮食规律。对宝宝按时定量吃饭，使两餐间隔时间在4～6小时，这正是肠胃对食物有效的消化、吸收和胃排空的时间，保证充分足够地消化吸收营养和保持旺盛的食欲。

　　根据宝宝的食量给予适量的饭菜，并坚持要求他们顿顿吃完。千万不能一味地要求宝宝多吃，更不能依着宝宝爱吃多少就吃多少，一顿饱一顿饥，然后用零食填补，这会影响下一顿的食欲，同时会养成宝宝任性浪费的不良习惯。

　　定点吃饭，养成习惯，这需要从小开始。宝宝几个月大的时候可以让他坐在童车里，放在固定的地点喂，再大一点就可以在大椅子上放小凳子垫高，或在给宝宝准备一张可调高度的吧台椅，让宝宝上餐桌与大人共同进餐。

　　不管哪种方式，都为了让宝宝有一个属于他自己的固定的用餐地点，而且要让宝宝在吃完自己的饭菜才能离开座位，这样坚持要求，持之以恒，宝宝就会形成吃饭时间一到就去找餐椅的意识和习惯，而不致养成追到哪儿喂到哪儿的不良习惯。

2.教育宝宝不要偏食。

宝宝偏食的原因既有身体的因素，如消化不良或食物过敏反应等，又有环境和心理的因素，比如：某些父母自身的偏食影响，某种食物过多连续吃形成厌恶反应，或父母限制宝宝吃某种食物而造成宝宝的不愉快体验并予以拒绝等。因此父母应有意识地提醒自己做到：要有意识地用语言对宝宝进行积极的心理暗示，如"今天的拌黄瓜真好吃，又鲜又脆"，或"我最喜欢吃肉团了，真香"等等，从此激起宝宝的兴趣和食欲。

抓住宝宝的心理特点，用游戏的方法激发宝宝去尝不太吃的食物，如"我们来当小白兔吧，小兔最爱吃青菜萝卜了"，"看谁先让小鱼到嘴边池塘里"，对越小的宝宝，这种方式便越奏效。

特别注意不要用欺蒙哄骗或强制性方法让宝宝吃某种食物，这是会加深宝宝对这种食物的反感，不如暂时放一放，停一餐，待他肚子饿了，情绪愉快了，再引导他进食。

3.让宝宝自己吃。

宝宝不是天生就有依赖性的，每一个宝宝在七八个月时就有自己拿勺子"吃饭"的欲望，尽量地放手让宝宝自己去做，不要因宝宝吃不好而去限制、指责他。同时，可以提供一些条件和帮助：比如给宝宝围上围兜以防弄脏衣服，在地上铺一张塑料纸任宝宝漏撒，洗净宝宝的手让他去抓，同时还要注意教宝宝用餐具的正确方法，指导宝宝学习怎样不会把饭粒撒落在地。

创造宽松愉快的进餐气氛也是培养宝宝良好饮食的一个方法。一个整洁有序，愉快安静的进餐环境，可以使宝宝保持良好的进餐情绪，让宝宝感受进餐时的快乐气氛，进餐时播放一些优美动听的音乐是有益于消化的。最应注意的是，无论遇到什么事，都尽可能地避免在餐桌上批评，训斥宝宝或对宝宝进行严重的说教，这会破坏愉快的进餐气氛，既降低宝宝的食欲又不利宝宝的身心健康，教育也不一定有效，反而得不偿失。

父母只要坚持让宝宝独立吃饭，好好吃饭的要求，动点脑筋，利用现有资源创造游良好进餐气氛，持之以恒正面鼓励，就会使宝宝养成进餐的良好习惯。

4.慎选零食和饮料。

对于各类零食，我们要一分为二地看，一是零食确实能给宝宝带来快乐和高兴，调整宝宝的味觉感受，二是现在的零食越来越丰富、精美，具有一定的营养价值，可以作为辅助食物，适时适量地给宝宝吃一点是可以的，也是必需的。值得注意的是：不要吃得太多，也不要在饭前吃，更不能饭不吃零食补。不要养成以饮料代水代汤的习惯。因为饮料中过多的糖，糖精及化学添加剂都会对胃产生不良刺激，并妨碍宝宝对白开水的补充，所以一定要慎吃、少吃。

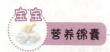

除了上述的四点外，父母还应该从以下几个方面着手培养宝宝的健康饮食习惯。

1.父母要以身作则，父母的饮食首先要均衡。

一个偏食的父母很容易带出一个偏食的宝宝。比如，如果父母从来不喝牛奶，这就给宝宝一种不要喝牛奶的暗示，宝宝也不愿意喝牛奶。再比如一个从来不吃肉的母亲，她烹调肉类的方法和对肉类的态度也会直接影响宝宝吃肉。所以，如果想让宝宝吃什么食物的话，父母首先也要吃，和宝宝一起吃，哪怕只是做做样子。

2.用替代的方法满足宝宝对某些食物的欲望。

宝宝对某些食品的偏好很多时候几乎是天生的，很难说得清为什么，这是宝宝的权利，父母首先要尊重宝宝选择食物的权利，即使对那些不太健康的食品，断然拒绝或坚决不买都是不可取的。一个可行的办法是"替代"。比如宝宝特别爱吃小食品，在超市里父母可以建议他换一个买，比如巧克力或者海苔；再比如宝宝就是想喝饮料，那父母可以说服他不要买花花绿绿的饮料，改成果汁饮料或酸奶饮料；又比如宝宝特别爱吃雪糕，那你可以为他买一些大厂生产的卫生和质量能保证的牌子。这样一来，宝宝对零食的欲望得到了满足，又避免了那些不好的食品，长期下来，宝宝对那些不良食品的兴趣也会随之改变。

3.父母给宝宝提供尽量多的健康食品，然后让他自己选择。

关于吃什么不吃什么，父母不要替宝宝做决定，不要总是告诉宝宝应该吃这个不应该吃那个，很多宝宝不喜欢父母说教，反倒会产生逆反心理。比如说宝宝不爱吃猪肉，那父母可以做牛肉、羊肉、鸡肉给他吃，还有鱼肉和海鲜；比如宝宝不爱喝牛奶，那可以喝其他牌子的牛奶、酸奶、奶粉，还有羊奶。

4.讲究烹调的技术。

比如蔬菜，切的要细小一点，烹调的口味要适合宝宝吃，外表要漂亮一点，比较有吸引力才行。

5.让宝宝和父母一起吃饭，不要让宝宝单独吃饭。

6.不要把某些食物比如零食、洋快餐等当做奖励或者惩罚宝宝的手段。

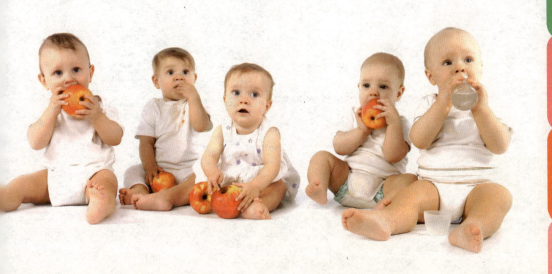

第一章 第二章 第三章 第四章 第五章 第六章 第七章 第八章 附录一 附录二

第三章

零食甄别：父母最该知道的营养真相

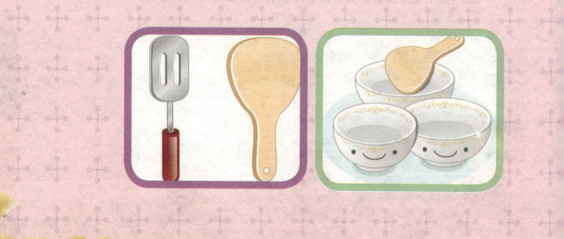

宝宝吃零食新主张

父母爱宝宝，会尽量满足宝宝的要求，在零食上更是舍得为宝宝花钱，只要是宝宝喜欢的零食，父母都会给宝宝买。这种爱子之心是可以理解的，但是给宝宝吃零食，就要辩证的加以看待了。

零食通常在色、香、味、形上迎合了宝宝的好奇心，因而非常吸引宝宝，使得有些宝宝对正餐的馒头、米饭、面食及菜肴不感兴趣，吃起饼干、糖果、巧克力、冰激凌等却津津有味，再加上有的父母对宝宝又是千依百顺，一旦宝宝吵吵闹闹，便一味地迁就，允许他们没完没了地吃，要知道，这样对宝宝的生长发育和智力发育影响都是很不好的。零食之所以称为零食，其摄入量就应当是和主食相对而言的，过量的食用，养成挑食偏食的毛病，势必影响到必要的营养素及热量的摄取。而且，长期不节制地食用零食，也会影响正常的饮食规律，不利于宝宝的肠胃健康。

那是不是就可以这么说："零食百害而无一益呢"？当然不是。其实在不少的零食中，都含有一些"正餐、主食"所不具备的营养物质，如微量元素、维生素、矿物质等，可以补充主食的不足。调查数据显示，在三餐之间加吃零食的宝宝，比只吃三餐的同龄小孩更易获得营养平衡，宝宝从零食中获得的热量已经达到总热量的20%，维生素占总摄食量的15%，矿物质占20%，铁元素占15%。其中表明，必要的零食已经成为宝宝获得营养的重要途径。因此，营养专家主张：挑对零食，吃好零食。

🎁 常见零食的营养吃法

现在市面上的零食琳琅满目、花样繁多，大致可归为八大类：凉果蜜饯类，如话梅、蜜饯、果脯等；膨化食品类，如虾条、薯片和爆米花等；肉干鱼干类，如牛肉脯、猪肉粒和鱼干等；奶制品类，如牛奶、酸奶、奶酪等，以及甜食类、水果类、坚果类和谷类。其中凉果蜜饯类、膨化食品类和肉干鱼干类小零食因高度加工，使用的添加剂较多，不少还检测出糖精、色素、防腐剂和香精等超标，有营养学家认为，这些添加剂对宝宝的肝、肾功能影响较大，而且还有可能对宝宝的中枢神经系统造成伤害，所以不可多食。而奶制品类、甜食类、水果类、坚果类和谷类则应采取引导的方法给宝宝食用。

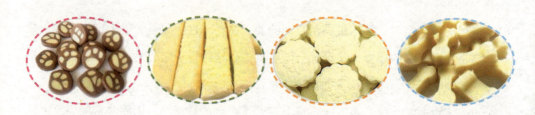

1.奶制品。

代表食物：牛奶、酸奶、奶酪。

各种奶制品含有优质的蛋白质、脂肪、糖、钙等营养素，每天要保证宝宝摄入约250毫升牛奶和奶制品。专家建议纯鲜奶可在早上和晚上临睡前喝，果味酸奶和奶酪则适合用做两餐之间的加餐。

另外，父母在购买奶制品的时候应注意区别酸奶与乳酸菌饮料。后者虽然也在其成分中标明含有乳酸菌、牛奶等，但实际上只含有少量牛奶，其中蛋白质、脂肪、铁及维生素的含量均远低于牛奶。一般酸奶的蛋白质含量都在3%左右，而乳酸菌饮料只有1%。因此从营养价值上看，乳酸菌饮料远不如酸奶。

2.甜食类。

代表食物：巧克力、冰激凌、蛋糕。

巧克力，纯热性食品，虽然含蛋白质和脂肪，但主要是提供热能，营养价值不高，不宜多吃。

冰激凌，以牛奶为主要原料，其营养成分有蛋白质、脂肪和碳水化合物和钙等，但由于是冷饮，吃多了容易刺激宝宝的胃肠道，影响食欲，也不宜多吃，而且最好避免在餐前饭后1小时内食用。

蛋糕，主要含淀粉和糖分，可补充宝宝总热量摄入的不足。

3.水果类。

代表食物：各种新鲜水果、水果片。

新鲜水果，富含维生素和纤维素，是人体最好的健康零食。宝宝吃了不仅能促进食欲，还有助于消化，适合在每天的午餐和晚餐之间食用，但是注意一定要选用新鲜成熟的水果，因为不成熟的水果会刺激宝宝胃肠道，引起腹泻、腹胀。

水果片：如苹果片，山楂片。经过烘烤和脱水后的水果片，富含纤维素和矿物质，这些食物几乎没有热量，加工过程也不加糖，不经过油炸，是纯天然食品，在饭后给宝宝吃些，可以促进消化，让宝宝保持好胃口。

4.谷类食物。

代表食物：饼干、面包。

低温烘烤饼干、全麦饼干和面包都是经加工制成的，属于耐饥的食品，含碳水化合物较多，香酥可人、也易于消化，可以在每天上午的加餐中给宝宝吃，但不能给得太多，也不要在就餐前给宝宝吃，以免影响午餐的食欲。

5.坚果类。

代表食物：花生、开心果、核桃、瓜子。

坚果类食物一般都富含人体需要的必需脂肪酸、维生素B、微量元素锌等，而这些正是宝宝长身体时需要的营养素，但是这些零食的热量较高，脂肪含量也较高，不易消化，所以也不宜一次性吃太多。

另外，控制宝宝零食的度其实也有一些技巧，例如，在给宝宝拿零食时，最好不要让他看见装满零食的盒子，因为宝宝本身没什么自控力，一旦看见盒子里还有，吃完马上还会再要的。父母可事先把要给宝宝吃的零食拿出一点，放在另外一个盒子里，让宝宝以为就那么多了，吃完了也就不会立刻再吵着要了。

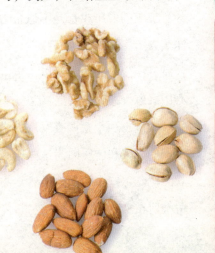

第一章
第二章
第三章
第四章
第五章
第六章
第七章
第八章
附录一
附录二

宝宝
营养锦囊

1.睡前不要吃零食，尤其是甜食，容易引起牙病，也不利肠胃健康。

2.果冻不是一种富含营养的零食。市场上销售的果冻基本不含果汁，它的甜味多来自于精制的糖，而香味则来自人工香精，多吃不利于健康。

3.果脯、蜜饯虽是用新鲜水果制成，但它所含的维生素C基本被破坏，而且用纯度达99%以上的白砂糖进行加工，多吃是不利于身体健康的。

4.慎给小孩吃果冻，果冻在吸的时候稍不留神就会将喉管堵住造成窒息。

5.宝宝的肝脏解毒功能和肾脏排泄功能都较弱，彩色食品所用的色素量虽小，但食用过多，会消耗体内解毒物质，干扰正常代谢，可能导致宝宝腹痛、腹泻、营养不良等，所以彩色食品也最好不要多吃。

父母该给宝宝吃多少糖

甜食的存在对于宝宝们始终是一种诱惑。但是营养专家指出：嗜糖之害，甚于吸烟，长期食用含糖量高的食物会使人的寿命明显缩短，并提出了"戒糖"的口号。但是近年来，由于生活水平的提高，父母更是舍得为宝宝花钱，为了宝宝的健康成长是不遗余力，再加上宝宝们都喜欢甜食和甜饮料，因为甜味是人与生俱来的第一味觉，代表着安全无毒，代表着提供能量——妈妈的乳汁就有淡淡的甜味，所以，宝宝们的糖摄入量普遍偏高。由此，许多父母不免心中疑虑，到底该给宝宝吃多少糖才合适呢？

美国一项最新调查发现，学龄前儿童每天居然从膳食当中吃到17勺糖！宝宝们的健康和体质因为这些糖而受到损害，因为宝宝一旦把胃口给了糖，他们就无法吃足够多的其他天然食物，而这些天然食物才是保证他们营养和健康的关键所在。

无独有偶，在中国，最近的调查表明，越是收入高的家庭，越是为宝宝花很多钱的家庭，宝宝越有可能发生营养素的不足。这种问题的出现，和食物中的糖也大有关系。

📕 为什么吃糖会妨碍营养平衡？

宝宝天生具有一个"内部控制系统"，只要吃到足够多的热量，他们通常就会停下嘴来。也就是说，宝宝的胃口是有限的。每1克白糖含有4千卡的热量，所以，如果食物当中添加了糖，就会平白增加很多热量，宝宝就会更容易饱。如果他们吃了甜东西之后觉得饱了，就不肯再多吃东西了，于是其他很多营养丰富的东西就会远离宝宝的胃。

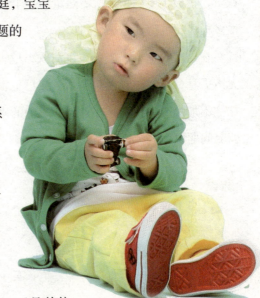

可是遗憾的是，白糖除了热量，几乎什么营养价值也没有。它不含有蛋白质，也不含有维生素，几乎不含有钙和铁，也没有一点膳食纤维。它进入人体内之后，还要消耗身体储备的维生素，否则就无法代谢分解。如果宝宝靠它来填肚子，对身体发育的影响可想而知。而且糖还会影响酸碱平衡，消耗体内的钙，让宝宝容易变成"豆芽菜"，而且增大患近视的危险……

🎁 哪些食品会让宝宝吃进去太多的糖？

目前，各种儿童食品均以甜味为主，宝宝每天吃到100克白糖并不困难。各种零食是甜的，各种点心是甜的，各种饮料是甜的，甚至各种奶制品也是甜的，而这些甜味的来源，除了少数标明"无糖食品"的品种外，主要来源于白糖。可以说，除了正规的三餐以外，宝宝的饮食生活被铺天盖地的白糖包围得严严实实。

究竟要多少白糖才能提供宝宝喜欢的甜味呢？一般来说，饮料的含糖量是10%左右，点心蛋糕等则达到20%左右，果脯蜜饯果酱一类达60%以上，奶制品大约是7%。如此计算，如果宝宝每天喝两罐雪碧，则会得到76克糖；加上饼干、乳饮料、冰激凌、糖果和蛋糕，一天能吃进去的糖必定超过100克。这个数量，相当于他们每天所需热量的一半之多！而按照国际推荐数量，糖的摄入量最多不能超过膳食总热量的10%。

在这些含糖食品当中，以甜饮料危害最大，因为甜饮料喝起来和水一样，无声无息，宝宝很难控制数量，父母也很少意识到其中含有那么多白糖，因而往往不加限制。特别是在夏天，解渴的水往往被饮料取代，所以夏天宝宝们的营养问题更令人担忧。

营养锦囊

什么时候该吃糖

宝宝大量吃甜食虽然有害，但如果少量并在合适的时候食用，对健康也具有一定的好处。比如，血糖浓度降低的时候，少量吃糖可以紧急补充。患低血糖的宝宝在饥饿时会感到眼前发黑、四肢发软，最好的办法就是马上喝一杯糖水。不好好吃早饭的宝宝，临近中午时常会感到昏昏沉沉、注意力不能集中、思维能力下降，这时如果吃点甜食，就能快速恢复大脑功能。

吃红糖更健康

吃什么糖是可以选择的，如果希望在甜食和健康之间找到平衡，最好吃红糖。红糖，也叫"黑糖"、"褐糖"，含有较多的铁、钙、钾、镁等矿物质，具有很高的营养价值，而且有利于人体内酸碱平衡。中医认为，红糖有活血散瘀、温中散寒等作用。但是红糖性温，经常上火、口干舌燥的宝宝应当少吃。

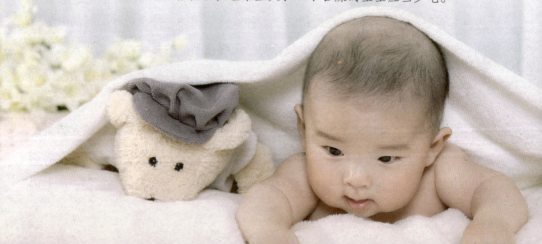

如何给宝宝选择冰凉甜品

在炎热的夏日，宝宝们都喜欢吃冷饮，这些冷饮除了能降温，还因其美味可口而深得宝宝们的喜爱。冰激凌肯定是宝宝们的最爱，雪糕和冰棍每天都少不了，刨冰总能让宝宝们绽开笑容，果味酸奶大受欢迎，各种清凉饮料更是在冰箱里占据了不小的空间。

吃了这些夏日甜食，宝宝们展颜欢笑之余，吃饭的胃口多多少少会受到一点影响，让做父母的有些踌躇不安。这些甜食本身的营养价值怎么样？吃多了对宝宝的健康有什么影响？有没有既健康又美味的夏日甜食呢？

■ 冰激凌

出乎很多父母的预料，冰激凌其实是一种营养价值相当高的甜食，因为它的主要原料是鲜奶、奶粉、炼乳、稀奶油、鸡蛋等。优质冰激凌当中含水分约60%，糖约15%，其余是蛋白质和脂肪。脂肪成分来自牛奶中的乳脂和鸡蛋中的蛋黄油，有时还有少量植物油。为了保证冰激凌的松软口感和蓬松状态，制作时通常要加入植物胶或明胶之类天然稳定剂，还有卵磷脂之类乳化剂。这些添加剂都是对健康毫无妨碍的天然物质，有的甚至还有一定保健作用，因而父母们不必过于担心。

在炎热的夏季，冰激凌可以为宝宝提供不少营养物质，因为其中脂肪、蛋白质和维生素B含量都比较高，钙含量也高于普通食品，但是它含铁、锌等矿物质比较少，不含维生素C和胡萝卜素，因此并不能代替日常饮食。由于冰激凌含有较高的能量，同时温度很低，饭前吃冰激凌会影响食欲。胃里的消化酶都要在体温下才能发挥作用，如果吃了大量冰冻食物，酶活性就会降低，胃部血管收缩，很容易让宝宝发生消化不良的现象。所以冰激凌应当在两餐之间食用，而不应是在饭前或刚吃完饭的时候。

需要注意的是，不少冰激凌的制作中添加了"氢化植物油"，其中含有对心脏健康十分不利的"反式脂肪酸"，应当注意尽量避免。宝宝吃反式脂肪酸可能影响神经系统发育，因此父母应当非常小心地查看食品标签。

🎁 雪糕

严格来说，奶油雪糕、奶油冰砖等产品和冰激凌的成分基本一致，只是其形状和口感略有区别。与冰激凌相比，雪糕的膨松感较低，其中不含气体，而是连续的冰冻固体。按照口味的不同，雪糕中可以加入各种配料，如果仁、豆沙、芋泥等。添加果仁会提高产品的脂肪含量，而添加豆沙和芋泥会提高其中的淀粉含量。

雪糕当中含有较多蛋白质和糖分，因此吃完之后并不会令宝宝感觉解渴，相反会感觉更加口渴。所以，它只能让口腔暂时感觉凉快，却并不具备解暑作用。某些宝宝吃了过多的冰激凌和雪糕之后，甚至可能发生"上火"迹象。

雪糕制造中所用的"植物油"也很可能含有"氢化植物油"，特别是仿巧克力的、高温下不容易融化的产品，所以不宜吃得过多。

🎁 冰棍

冰棍的主要成分是水和糖，也加入部分果汁、果泥或豆沙等配料。从解渴的效果来说，比冰激凌和雪糕的效果略好，但远远不及茶水和豆汤等天然传统解暑食品。总体而言，冰棍的营养价值较低，其中蛋白质、维生素和矿物质含量均不能与正餐相比，而其中大量的糖分又会让宝宝产生饱腹感，干扰正餐的食量，易引发营养不良。

🎫 刨冰

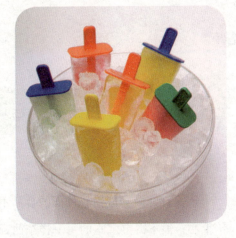

刨冰的主要原料是碎冰、浓缩果汁、水果块和白糖等，有的也加入炼乳、椰浆、豆沙等。由于有新鲜水果做原料，它的营养价值略高于冰棍。

制作刨冰的碎冰质量需要高度重视，因为冰块如果不是纯净冷开水制成，如果没有良好的储藏条件，极容易污染病菌和杂质。此外，水果块和豆沙等配料也需要良好的新鲜度。由于刨冰是由销售人员每次单独制作，销售卫生条件和制作者的卫生习惯、健康状况对于刨冰的质量也有极大的影响。

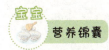

营养锦囊

夏季宝宝吃冰凉的甜品，父母以为天热时宝宝多吃点也无妨，吃了冰凉甜品的宝宝，暑气就会消除。实际上，冷饮并不是真正的解暑佳品，一定要限制摄入量。

过多摄入冰凉甜品会引起小儿胃肠道疾病，也可伤害牙齿。冰凉甜品一般要比胃内温度低二三十度。胃黏膜受到过冷刺激后，黏膜血管强烈收缩，胃内分泌紊乱。胃酸、胃酶分泌锐减，使胃的消化、杀菌、免疫能力大幅度下降。宝宝胃黏膜非常娇嫩，很易造成冷食性胃炎，出现腹胀、恶心、呕吐、消化不良等症。过多食冰凉甜品还可影响宝宝牙齿发育，尤其是换牙期。

此外，大量排汗时，不要立即喝冷饮料。因冷热的急剧变化会让人体感到难以适应，容易导致对人体的伤害。不要喝过凉的冷饮，冷饮过凉，喝得太多太急有可能使宝宝胃肠产生痉挛，引起剧痛。饮料每天只给喝一瓶，而且不要在餐前喝，一般餐后一小时较为合适。刚从冰箱里拿出的冷饮，在室内放上一会儿再给宝宝喝那就更好了。

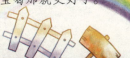

自制夏日健康甜点

现在有许多父母担心外面的食品不安全，尤其是给宝宝吃的食品，更是加倍上心，恨不得宝宝吃的每一样东西都是经过自己亲手加工过的才放心。加之DIY的流行，所以，许多父母都希望自己的宝宝能吃上自己做的安全、放心的甜点。

现在，就教爱宝宝的父母们几款自制甜点吧。

1.香香的牛奶冻。

原料：牛奶1袋，一包棉花糖（袋装，各大超市均有销售），水果（种类不限，看个人喜爱）

做法：

（1）将牛奶倒入锅内加热。

（2）再将棉花糖倒入锅内搅拌融化。

（3）待棉花糖完全融化后关火倒入容器中备用。

（4）将水果切成丁状后，适量加入盛有牛奶棉花糖的容器中，再放入冰箱内冷冻3个小时（最好放在冷藏室内冷冻而不要放在冷冻室内冷冻）。

（5）3个小时后，从冰箱取出后冰淇淋奶酪就做好啦！

这道冰淇淋奶酪的特点是：

（1）制作方法简单。

（2）制作好的冰淇淋奶酪像果冻一样，晶莹剔透，吃到嘴里的感觉也很像果冻，略微带点甜味，滑溜溜的，非常可口。（也可以在牛奶中加入巧克力，做成巧克力慕斯。）

2.港式甜点双皮奶。

原料：牛奶500毫升，鸡蛋2～3只，白糖若干（视口味而定）。

做法：

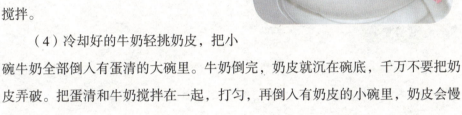

（1）先把牛奶分成2～3小碗，加糖搅拌。

（2）把小碗放微波炉里热2分钟，冷却。

（3）拿一个大碗，剥下蛋清，加糖搅拌。

（4）冷却好的牛奶轻挑奶皮，把小碗牛奶全部倒入有蛋清的大碗里。牛奶倒完，奶皮就沉在碗底，千万不要把奶皮弄破。把蛋清和牛奶搅拌在一起，打匀，再倒入有奶皮的小碗里，奶皮会慢慢的浮起来。

（5）然后把牛奶放锅里隔水蒸10～15分钟，最好是碗上包一层保鲜膜。蒸好的奶冷却，又结一层奶皮，是为双皮奶。双皮奶口感细腻润滑，冬天可以趁热吃，夏天放冰箱里冰一会儿口味更佳。

（6）如果还意犹未尽的话，再在双皮奶上撒一层葡萄干、红豆沙、甜桂花等等，还有人把水果，比如香蕉打成泥做成水果味的双皮奶，总之，看个人口味自己创意即可。

3.酸奶果块。

原料：原味甜酸奶125克，罐头黄桃1块，成熟猕猴桃半个，草莓1个。

做法：

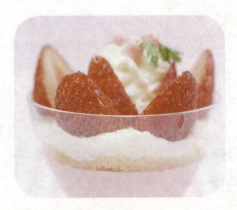

（1）将罐头黄桃和猕猴桃切成小块，拌入甜酸奶当中，盛在浅玻璃杯或漂亮的小碗中。

（2）草莓切半，放在酸奶表面正中。

4.桂花红绿豆沙汤。

原料：红豆、绿豆、红枣、蜂蜜、糖桂花（罐头或自制）各适量。

做法：将红豆放在水里浸泡一夜，加入绿豆和红枣，放高压锅中煮20分钟。晾凉，盛在小碗中，加1小勺蜂蜜和1勺糖桂花。

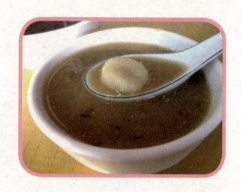

宝宝 营养锦囊

无论哪个季节，宝宝的饮食都必须是营养全面的平衡膳食。无论冷饮的营养和质量多好，如果干扰了正常的三餐饮食，都不利于宝宝的健康。

问题一：脸色变黄了。

娇娇在夏天特别容易感觉渴，然后抓着饮料不停地喝。一夏天过去，人倒是长胖了，可是脸色变黄了，体力也变差了。

分析：

饮料当中含糖10%左右，它可以提供能量，在体内合成脂肪，并给宝宝带来饱感。可是其中并不含有生长发育所需要的蛋白质、维生素和矿物质。如果在进餐之间喝很多甜饮料，减少了正餐的食量，其结果就是让宝宝虚胖，但是身体因为营养不足而变差。

父母要保证宝宝正餐的食用量，然后才能给宝宝饮料喝。每天不超过2杯（300毫升）。可以分次给宝宝饮料喝，比如喝一次白开水，然后喝一点饮料，以此减少喝饮料的量。

问题二：小人儿瘦了。

甜甜很喜欢饭前喝冰镇的饮料，每餐饭没有饮料就不肯吃。可是一喝饮料她吃东西就少了，往往一碗饭还剩下大半碗，妈妈说她就指着喝点甜水活着。结果一个月下来，甜甜瘦了一圈儿。

分析：

不少的宝宝都有所谓的"苦夏"问题，其重要原因就是食欲不振，蛋白质摄入减少。如果饭前喝一杯甜饮料，因为白糖吸收很快，使血糖升高，就会抑制食欲，加重食欲不振问题。

对于这样的宝宝，一定要尽量避免饭前的饮料和甜食，每餐都要有足够的蔬菜和清淡鲜美的鱼肉类菜肴，让宝宝获得足够的营养。此外，两餐间或睡前喝些酸奶，也有补充营养的作用。如果宝宝喜欢喝饮料，可以把饮料换成营养相对丰富些的水果鲜榨汁，比如西瓜汁，换着方法哄宝宝。

问题三：肚子不舒服。

晨晨饭后还要吃冷饮，但是最近他总说肚子胀，不舒服，有时还趴在床上喊疼，食欲也受到了影响，妈妈很着急，这是怎么回事呢？

分析：

正餐前后都不宜吃冷冻甜点或刚从冰箱里拿出的食物，因为此时需要胃肠供应大量的血液进行消化吸收。

如果吃了冰冷的食物，局部血管收缩，对于消化机能比较弱的宝宝来说，可能严重影响消化吸收，造成腹泻等消化不良问题。

把宝宝要喝的饮料放在室温下1小时，让饮料的温度与室温接近，这样可以避免过凉而刺激宝宝肠胃。

问题四：扁桃体炎。

果果夏季总是贪吃冰淇淋、雪糕，说吃冰冰凉凉的冷饮嗓子会很舒服。可是他偏偏在夏天容易闹扁桃体炎，嗓子还总是哑哑的。

分析：

冷饮会暂时减少咽喉部的血液供应，降低局部抵抗力，使病菌更容易兴风作浪。

扁桃体爱发炎的宝宝，妈妈们可要注意，不应放任宝宝贪吃冷冻甜食，而应当让宝宝经常在夏天喝点热饮。如宝宝咽喉不适，喝些加少量蜂蜜的水更有益处。

第一章
第二章
第三章
第四章
第五章
第六章
第七章
第八章
附录一
附录二

父母如何给宝宝选择糕点

糕点由于其口味独特，是宝宝们不可多得的零食，有的宝宝甚至每天都用糕点充饥，甚至达到了狂热的程度，无糕点不欢。看到宝宝这样偏爱糕点，心疼孩子的父母们，往往会忍不住要给宝宝买，而宝宝甚至会恳求父母买一块糕点马上让其坐下享用。父母都希望宝宝美食与健康得兼，那么在西饼店花样繁多的糕点面前，究竟怎样选择食用才能与美味和平共处呢？

🎁 糕点美味从何而来？

甜点之所以具有令人陶醉的色香味和口感，关键就在其原料配制上。面粉中的淀粉和蛋白质是制作甜点的基础，它们具有一种奇妙的特性：可以和白糖和油脂充分混合。混合后，面团的质地就发生了微妙变化：加糖使它变软，加油则使它不黏，加入黄油和起酥油还能让糕点分层、变酥。只要恰当地使用油和糖这两种原料，就能控制口感和质地，做出美味的点心。

可惜，白糖、油脂和面粉三样东西加在一起，就给甜点带来了相当高的热量。面粉本身几乎

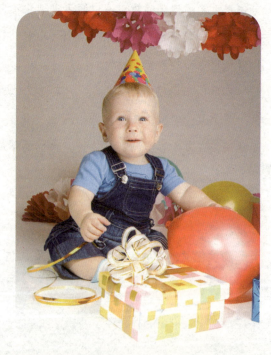

不含脂肪，但一旦添加白糖和油脂，体积上看似乎没有什么变化，内容当中却悄悄地增加了大量的热能——这正是甜点比米饭馒头之类主食更容易使人发胖的原因。人们热爱甜点，在某种意义上就是热爱白糖和油脂。

📖 美味糕点的热量就是这样膨胀起来的？

白糖和油脂对食物的热量究竟有多大影响？每1克面粉只含有3.4千卡的热量，而每克油脂所含的热能为9千卡，白糖为4千卡。如果面团当中加入了油和糖，它所含的水分就会下降，而热量肯定会大幅度上升。所以，100克馒头的热量仅有208千卡，而100克普通蛋糕的热量却是347千卡，100克酥皮点心的热量更高达430～520千卡——可是它们的体积甚至比同样重量的馒头还要小！

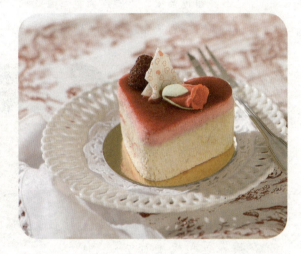

其他配料对糕点的美味也有重要的贡献。蜂蜜或饴糖不仅能赋予糕点美妙的甜味，也有助于表皮的红润与芳香；蛋黄的乳化作用让糕点细腻润泽，蛋清的起泡作用让糕点松软多孔；奶油让糕点的滋味更为饱满芳香；奶酪让糕点具有经典的浓郁味感；巧克力、咖啡、葡萄干、西梅、果脯、豆沙、枣泥、果仁、芝麻、肉松、火腿等配料给花色面包增加了更多的魅力。可惜，其中大部分内容也都给糕点带来了不少的热量，特别是巧克力、奶油和奶酪。

从品种上来说，糕点当中热量最高的是曲奇类点心，每100克的热量达550千卡左右，接近巧克力的水平。麻团等油炸类糕点、京八件等酥类糕点、蛋塔类西式点心和月饼紧随其后，占居第三位的则是蛋糕类和普通饼干。一块奶油蛋糕的热量约相当于两小碗米饭，而奶酪蛋糕的热量还要高一些。相比而言，江米条、绿豆糕等淀粉类糕点热量最低，其热量在每100克350～400千卡之间，但仍高于大米白面。若按体积来算，它们的热量相当于米饭的4倍。

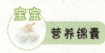

营养锦囊

面包的营养真相

目前出售的面包大概可以分成"主食面包"和"点心面包"两类，也可以按照质感分为"软质面包"、"硬质面包"、"松质面包"和"脆皮面包"四类。

在这四种面包当中，以脆皮面包热量最低。这类面包的主要原料是面粉、酵母、盐和水，糖和油脂都很少，因此烘焙后表皮脆硬，美味的来源是发酵和焙烤中产生的香气，趁热吃非常可口。法式主食面包和俄式"大列巴"都属于这一类。它们的营养价值和普通馒头大体类似，因为加入了酵母，经发酵后维生素B稍有增加。

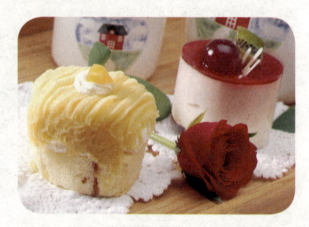

硬质面包和软质面包都需要在面粉、酵母和水之外加入鸡蛋、糖、牛奶、油脂等材料，只是操作工艺有所不同。硬质面包用水少，面团结实，但经久耐嚼，回味香浓；软制面包要加入较多水分，促进面包内部组织松软。

父母们喜欢的"吐司面包"、"奶油面包"等切片面包和大部分花色点心面包都属于软质面包类。一般软质甜面包的配方是：面粉1000克，加入白糖160～200克，鸡蛋40～120克，奶粉30～40克，油脂80～100克。吐司面包加入的鸡蛋和油脂更多，1000克面粉中加入鸡蛋120克，而奶油的量可达120克。在多纳圈当中还要加入马铃薯粉或马铃薯泥，鸡蛋的加入量比一般面包要多，这使它具有细腻柔软的质地。

显而易见，因为加入了糖和油脂，软质面包的热量比脆皮面包要高一些，其中吐司面包更高。但是因为加入了鸡蛋和奶粉，营养价值也有所增高，含有一定量的维生素A、较多的维生素B、蛋白质和钙。

一般用白面粉做的面包膳食纤维含量极低，但加入各种杂粮配料的杂粮面包，如燕麦面包、黑麦面包、豆粉面包以及全麦面包等，都可以提供不少的膳食纤维。

热量最高的是松质面包，也就是所谓的丹麦面包，或者起酥面包。它的面团要裹入相当于面团质量20～30%的黄油，压成薄片再反复叠擀，因此能够形成特殊的层状结构。其中也要加入约5%的奶粉和10%的糖。通常的牛角面包、葡萄干扁包、巧克力酥包等都属于这一类。它的特点是质地多层，酥香柔软，嚼食时口中不干燥。这类面包虽然非常美味，因为含有约30%的黄油，其中所含饱和脂肪和热量实在太多，而且非常可能含有有害的反式脂肪酸。

为了保持最佳的健康状态，也为了改善宝宝的体质，尽量少吃糕点甜食才是明智选择。然而，人们的生活当中也不能缺了口腹的享受感。因此，父母们完全可以品尝各种甜食，也让宝宝学会与美味和平共处，只不过要把频次和数量尽可能地控制在合理范围之内。假如不是每天都放纵自己，而是每周才选择一款心爱的点心细嚼慢品，不仅能轻松维持健康，也更能体味到生活的美好和欣喜呢！

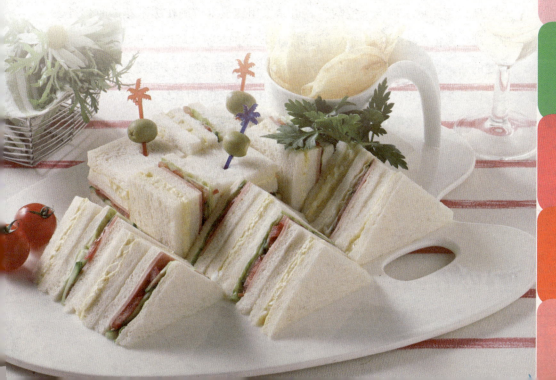

父母要让宝宝远离膨化食品

在超市中，膨化食品几乎占据了大部分的儿童食品区，在儿童的日常零食中，膨化食品也是宝宝们的最爱。现在的父母爱宝宝，只要是宝宝爱吃的，就立马买回来，以为这样是爱宝宝的表现，其实，聪明的父母要善于甄别膨化食品背后的营养真相，希望父母们不要以爱的名义害了自己的宝宝。所以，远离膨化食品，是对每一个关心宝宝饮食健康的父母们的忠告！

膨化食品中富含高脂肪

膨化食品的主要原料是玉米、面粉、小米、马铃薯、豌豆等粮食，经膨化后表面喷上油脂、盐和调味品等配料而制成。其原理与"爆米花"没有任何差别。很多父母就是因为看到膨化食品是用粗粮制作，便以为它是低脂高纤食品，所以毫无顾忌地给宝宝购买。可是，用纯玉米粒制作爆米花的时代过去啦。现在膨化食品配料中加入了脂肪，使产品的热量大幅度上升。如果不加入脂肪的话，直接用粮食制作的膨化食品应当是低脂食物——可是这样口感比较粗，而且香味不足。如今各种市售膨化休闲食品的脂肪含量多在25～35%，虾片是30%左右，蛋酥是30～35%，锅巴是37%，薯片和米果将近40%……只有米饼和玉米花低些，也有15%左右。要知道，大米白面的脂肪含量都低于2%呢。

蛋白质不如馒头大饼

那么，膨化食品的其他成分怎样？蛋白质含量高吗？为了达到脆爽的口感，蛋白质肯

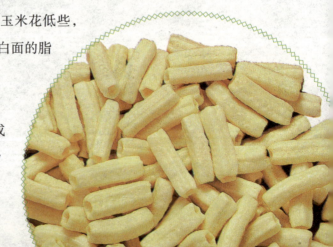

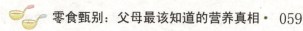
定是不能高的，否则韧性会加强。膨化食品的蛋白质含量最高不会超过8%，而且越是脆爽，蛋白质含量就越低。要知道，蒸馒头烙大饼用的普通面粉，蛋白质含量是10～12%。也就是说，要说蛋白质，吃这些东西，还不如吃馒头大饼呢。

📖 可能带来铝污染

膨化食品的膨松口感，主要依赖于化学膨发剂，或称膨松剂。那么，化学膨松剂里有什么呢？据有关资料，我国用于粮食加工的膨发剂、化学发酵粉等里面大多含有碳酸氢钠和明矾，包括钾明矾和铵明矾等。在各种膨发剂里，含有明矾的产品通常"价廉物美"，膨发效果好、气孔细腻，价格也相对较低。实验表明，明矾的用量越高，膨发效果就越好。然而，明矾中含有铝元素，加入明矾就会带来铝的残留问题。无铝膨发剂虽然早已研制成功，但因为成本较高，往往被企业所冷落。

按照国家标准规定，膨化食品中铝的残留量应当小于等于100毫克/千克。然而，因为追求"更脆"的口感，很多产品都添加了铝含量过高的膨发剂，给宝宝们带来了铝污染隐患。据中国农业大学食品学院2005年的一次测定，有三成膨化食品中铝元素残留超标。经过多方面的调查，排除了食品机械和食品包装的污染可能，确证为含铝膨发剂超标造成。

据国内外文献报道，铝摄入过量可能引起神经系统的病变，表现为记忆减退、震颤与身体协调障碍等，甚至可能增加老年性痴呆的风险。对于儿童来说，铝可能会影响智力发育，干扰思维与记忆功能。过量的铝蓄积在人体脏器也会引起相应的病理损害，怀疑它能促进心血管疾病的发生，并影响骨骼的健康。

当然，膨化食品多样化的调味特色和脆爽迷人的口感确实给我们带来了不少快乐，偶尔买一袋来满足口腔的快感未尝不可，但如果任由宝宝经常大量地吃，就不是明智之举了。

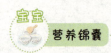

铅进入人体以后，会慢慢潜伏于血液和骨骼中，很难自然代谢出来。儿童处于生长发育阶段，对于铅的吸收量是成人的数倍，而宝宝对铅的排泄功能比较弱，这就更容易蓄积在体内。当有害重金属铅累积到一定量的时候，就会对人体的神经、消化、造血等系统造成明显损害，尤其会导致认知障碍或思维能力下降，甚至有可能影响宝宝的终生健康。

此外，铝元素摄入过多也会损害大脑功能。比如：会干扰人的思维、意识与记忆功能，引起神经系统病变，表现为记忆减退、视觉与运动协调失灵、脑损伤、智力下降，严重者可能痴呆。

巧吃零食有助宝宝健康

零食的营养价值根据其种类的不同而有很大差别，有的营养成分近似主食，有的标新立异，含有一些稀奇古怪的营养成分和微量元素。正常情况下，宝宝通过一日三餐即可满足机体对营养素的生理需要，没有必要再去吃零食。但在某些特殊情况下，吃些零食对身体是有好处的，只要父母控制好这个度就可以了。

怎样巧妙控制宝宝过度吃零食？

有的父母不敢给宝宝吃零食，是因为宝宝一吃起零食来就没完没了，总也没个够，零食吃多了，他就不好好吃正餐了。其实，导致宝宝不好好吃正餐，不见得就是因为吃零食引起。如果父母注意以下几点，就可以有效地控制宝宝过多吃零食。

1.父母应在自己身上多找原因。

一般特别爱吃零食的宝宝往往都有进食问题，妈妈应在自己身上多找原因，如在正餐时逼迫宝宝吃不喜欢的东西、总是催促宝宝快吃，没有营造一个安静愉快的进食环境，结果导致宝宝正餐没吃好，只好依靠零食来弥补。

2.饭菜的外观要吸引宝宝。

零食通常在色、香、味、形上迎合了宝宝的好奇心，因此非常吸引宝宝。如果父母做的饭菜外观不漂亮、口感不舒服，父母就很容易依赖零食。所以，妈妈在为宝宝做正餐时要在色、香、味、形上多下些工夫，吸引宝宝的注意力。宝宝正餐吃好了，对零食的兴趣自然也就降低了。

3.不要用零食来宠宝宝。

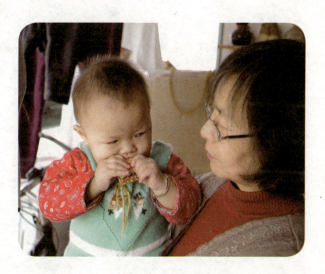

有的父母对宝宝的要求百依百顺，如宝宝觉得零食好吃，便允许他没完没了地吃，一味地迁就。这不是宝宝的问题，而是父母本身的问题。其实，父母稍微耍点心思，宝宝就不会为了要吃零食而闹腾了。比如，在给宝宝拿零食时，最好不要让他看见装满零食的盒子。因为，宝宝一旦看见盒子里还有，吃完马上还会再要，这么大的宝宝他是根本不可能克制自己的愿望的。父母可事先把要给宝宝吃的零食拿出一点，放在一个器皿里，宝宝以为就这么多，吃完了自然也就罢休了。

4.不要采取吊胃口的做法。

不能为了引诱宝宝做某些事，就用他们喜爱的零食来吊胃口。这样，会使宝宝养成消极、被动做事情的不良习惯。

营养锦囊

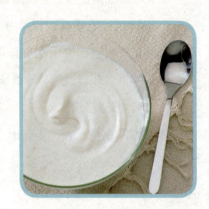

1.含有优质蛋白、脂肪、糖、钙等营养素的各种奶制品，如酸奶、奶酪和纯鲜奶非常适合宝宝，可用来做宝宝每天进食的零食。纯鲜奶可在早上和晚上临睡前喝，果味酸奶和奶酪则适合用做两餐之间的加餐。

2.水果中含有丰富的糖、维生素和矿物质，宝宝吃了不仅促进食欲，而且有助消化。可在每天的午餐和晚餐之间给宝宝吃，但一定要选用新鲜成熟的水果，因为不成熟的水果会刺激宝宝胃肠道，引起腹泻、腹胀。

3.用谷类制成的各种小点可以补充热能，应在每天上午的加餐中给宝宝吃，但不能给得太多，也不要在快要就餐前给宝宝吃，以免影响宝宝午餐时的好胃口。

4.在饭后给宝宝吃些开胃小点心，如山楂糕、果丹皮、杏肉等，这些小食品可以促进宝宝消化，让他保持好胃口。

5.不要给宝宝吃果冻、果仁等零食。因为，果冻在吸的时候稍不留神就会将喉管堵住；果仁又常常易滑入气管中造成窒息。

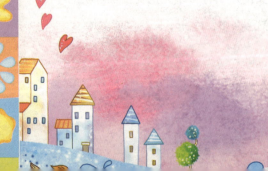
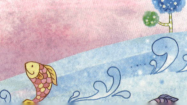

第四章

提高饮食品质：宝宝更聪明的营养处方

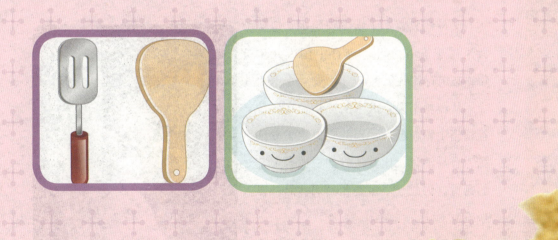

大米的优缺点和烹饪要诀

　　大米，是稻子的子实脱过壳而成的。大米是中国人的主食之一，无论是家庭用餐还是去餐馆，米饭都是必不可少的。糙米中的无机盐、维生素B（特别是维生素B_1）、膳食纤维含量都较精米中的高。大米中的各种营养素含量虽不是很高，但因其食用量大，也是具有很高营养功效的，是补充营养素的基础食物。大米是中国人的主食之一，也是宝宝断奶后的主要食品之一。可是很多父母听说，成年人大米吃多了可能增加患糖尿病的危险，还会让人血液偏酸，不利于骨骼发育。那么，娇嫩的宝宝吃大米是否安全呢？大米有什么优缺点？应当怎么吃才好呢？

🎁 大米的优点

　　父母们只要用手指尖想想也知道，大米属于五谷之一，养育中国人几千年，必定有其出众之处。

　　从淀粉来说，大米的淀粉粒在各种谷物当中颗粒最小，因此它口感柔软细腻，容易消化，比其他谷物更适合宝宝的肠胃。因此，很多婴儿断奶食品都以米粉为主料。

　　从蛋白质来说，大米的蛋白质生物价值不及动物性蛋白质，其中"赖氨酸"这种必需氨基酸略微少些，但是如果在粮食当中比较，它比小麦的蛋白质

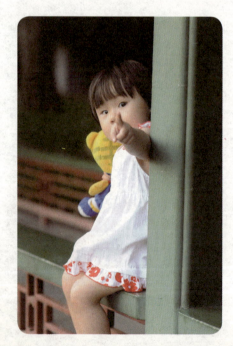

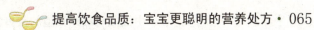

质量高。按"生物价"这个指标来比较，糙米蛋白质的生物价是73，与牛肉蛋白质相近，而全麦粉蛋白质为68，玉米和小米蛋白质就更低。这是因为大米蛋白中"醇溶蛋白"比较少，而"谷蛋白"比较多，容易被人体吸收；而小麦、玉米的蛋白质当中"醇溶蛋白"比例高，其中严重地缺乏赖氨酸。需要注意的是，大米的蛋白质含量只有7～8%，低于面粉，所以在以大米为主食的同时，一定要补充豆类食品，或者动物性食品。

从热量来说，大米制作成米饭或米粥之后，按体积或重量来比较，都是各种粮食当中热量最低的。制作米饭时，1份大米要加入1.5倍的水，因而米饭的含水量达到60%以上；如果给宝宝制作软饭，加水量就要达到2～3倍；制作粥食的时候，加水量通常达到大米重量的8～10倍。相比之下，面包的含水量只有40%左右，馒头也只有不足50%，热量就要高得多了。同时，在制作米饭和米粥时不需要加入任何油脂，也不需要加入糖和盐，不会额外增加热量。

从过敏性来说，大米的过敏原很少，而对小麦食品过敏的人并不罕见。所以，对于过敏体质的宝宝来说，以大米作为主食品是比较安全的。

🎁 大米的缺点

中国人几千年来以大米作为宝宝的主食，正是看中了大米的以上优点。古代没有配方奶粉，也没有断乳食品，早早失去母乳的宝宝常常被用浓缩米汤或者牛羊奶兑米汤的方式来辅助喂养，证明大米是最适合宝宝食用的食品之一。不过，大米的缺点也不少，父母们需要注意食物搭配来克服它们。

从微量营养素来说，大米略逊一筹。如果用糙米和全麦相比，米里面的维生素B含量明显要低一些，而且矿物质也不够多。如果用精白米和精白面粉相比，结果也是一样。经过精磨之后，大米外层营养丰富的部分几乎都流失到米糠粉当中，维生素的保存率不到30%。所以，如果以精白大米作为主食，又不给宝宝配合足够多的其他食品，就很容易发生维生素缺乏症。假如宝宝同时爱喝甜饮料，很少吃动物食品和豆类，发生维生素B,缺乏的危险就很大了。

从酸碱平衡来说，精白大米缺乏足够的矿物质，是典型的成酸性食品，需要配合蔬菜，特别是绿叶蔬菜，才能达到良好的酸碱平衡，让宝宝骨骼健壮、皮肤光洁。

从慢性疾病的预防来说，精白大米的摄入量与慢性疾病的高发有一定的关系，但只要多吃些蔬菜和粗粮，多选择糙米，就能解决这个问题。最近有实验证明，面粉对糖尿病发生的影响更大一些，所以父母们不用特别担心未来的健康问题。

🛍 选购其他花样大米

除了市面上的精白大米，大米其实还有很多花样可寻。从颜色上来分，有白米、红米、紫米、黑米和绿米；从加工品种上来分，有精白米、糙米、留胚米、胚芽米和蒸谷米，还有营养强化米。父母们不妨多加尝试，别让宝宝认为大米只是一种白色的食品。

有颜色的大米中含有丰富的花青素，它是一种有效的抗氧化物质，对提高人的抗病能力有帮助。同时，有色大米的微量元素含量明显高于白米，维生素也更加丰富。这些大米的颜色都在表皮部分，所以它们都属于"糙米"，没有经过精磨，保存了全部的维生素，比白米的营养价值高得多。总的来说，米的颜色越深，营养价值就越高。

普通白米在加工之前，就是表面粗糙的糙米，有一点淡淡的黄色。它虽比不上那些有色大米，却也能保存较多的维生素和矿物质，而且一样含有大量的膳食纤维。最要紧的是，糙米当中含有米胚。

胚是谷物种子的生命活力中心，是新生命萌发的地方，也是种子的营养精华。胚里面的蛋白质营养价值极高，含有

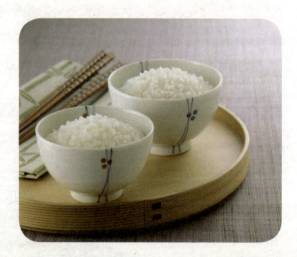

大量的维生素E，还有丰富的维生素和矿物质，特别是锌的含量非常高。所以，如果把米做成留胚米，就比把胚完全磨掉的精白米好得多了。假如让米胚发一点芽，制作成胚芽米，则营养物质更为丰富，还能产生出对提高记忆力有好处的"γ-氨基丁酸"呢。

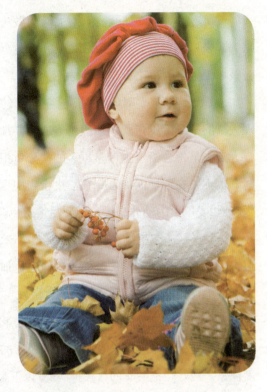

可惜的是，糙米、留胚米和胚芽米等口感都比白米要"粗"一些，很多宝宝觉得口感不好，对它们敬而远之。相比之下，蒸谷米就两全其美了。它把大米外层的营养素"蒸"到了内部，所以磨完之后，米变得不那么粗糙了，而且仍然保存了大部分营养素。

营养强化米的奥秘在于：它用淀粉和多种维生素混合，做成米粒的样子，按比例混进精白大米当中，蒸出饭来味道和普通米饭也没有区别。与其他大米不同的是，这种米绝对不能淘洗，以免把宝贵的维生素溶损掉。

🍱 入米烹调要点

1.少淘米或不淘米。一般家庭在蒸米饭前都是先淘米，而B维生素族是水溶性的，又分布在米的表面部位，很容易随着淘米水溜掉，维生素B_1的损失可高达20～60%。其实，如今市面上卖的多为免淘米，大米中的杂质灰尘已经被吹去，回家直接下锅即可，不需要反复淘洗。

2.预先泡米容易煮软。没有精磨过的大米都很硬，煮起来太费时间。妈妈们不妨煮前把米浸泡一夜，然后煮起来就快多了。注意，泡米的水一定不能扔掉，要下锅一起煮，大米表层的营养成分和保健物质都在这里面呢。

3.开水烹调营养损失少。用开水煮米，就能让自来水中的氯气挥发掉，减少对维生素B的破坏作用，煮出来的粥饭口感也更好。

4.煮粥绝对不要加碱。煮粥加碱的做法在北方常见，很多人都认为加碱的粥喝起来口感更好，比较黏稠，殊不知这样做会造成维生素B_1的全军覆没，也会破坏维生素B_2和叶酸。只要提前浸泡，熬到火候，米粥自然黏稠好喝。

5.不要给宝宝多喝咸味粥。宝宝年纪幼小，肾脏功能还不够健全，不能处理大量的盐分。皮蛋粥、瘦肉粥等通常要加入少量盐，虽然浓度不高，但喝下一大碗去，仍会给宝宝带来过多的盐分负担，还会养成宝宝喜盐的重口味。同时，也不要在粥里面加入味精。皮蛋当中含有碱，对粥里面的维生素破坏也很大，对2岁以下的幼儿来说，更要尽量避免。

6.多多制作杂粮粥和豆粥。大米和小米、大麦、红豆、绿豆等一起煮粥，可以大幅度提高营养价值，而且口味也更加丰富。假如加入一些碾碎的坚果和芝麻，不仅营养升级，还能促进香气散发，一定会让宝宝十分开心。

7.注意粥的安全性。有些粥里面放进了各种粒状配料，如花生、枣等。这些配料可能带有坚硬的核，也有可能粒度的大小容易卡住气管，父母一定要高度注意。最好能把所有的核去掉，2岁以下宝宝的粥最好不带有粒状物。

营养锦囊

相信父母看了上面的叙述之后，一定是迫不及待的想给宝宝做几例营养又美味的大米粥了。别急，下面就为爱子心切的父母们介绍几例适合宝宝吃的营养大米粥。

1 南瓜牛奶大米粥。

原料：白米100克，南瓜100克，牛奶50克，香油半勺，白糖少许。

做法：

（1）南瓜切成块，放笼上蒸软。

（2）白米煮成烂粥，加入蒸软去皮的南瓜拌匀。

（3）加入牛奶和少许香油拌匀，

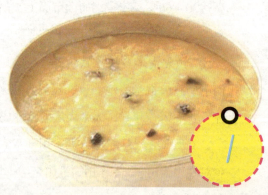

喜欢甜的可以加少许糖调成很淡的甜味。

特点：南瓜富含胡萝卜素，可以帮助宝宝预防维生素A缺乏。加入牛奶和香油可帮助胡萝卜素的吸收，也能让粥更美味。适合半岁以上宝宝。

2 飘香紫米粥。

原料：白色大米50克（粳米），紫米50克，芝麻10克，山楂糕20克，生山楂1个。

做法：

（1）芝麻炒香备用，山楂糕切或碎末，山楂洗净去核切碎。

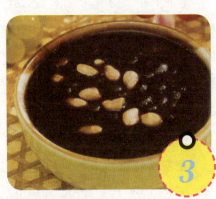

（2）白米、紫米加水和碎山楂一起入锅，煮成软烂的粥。

（3）把炒过的芝麻剁碎，撒进粥锅中搅匀。

（4）把粥盛进小碗，上面堆上山楂糕碎，加一点糖桂花或加半勺红糖。

特点：香气浓郁，营养丰富，开胃健身，适合2岁以上宝宝。

3 什锦黑米粥。

原料：白米50克，黑米50克，红豆30克，花生20克，干枣数个。

做法：

（1）所有原料混合，在冰箱里提前浸泡24小时。

（2）除掉枣核。

（3）加水一起入高压锅，煮成软烂的粥，直到花生也变软烂。

特点：自然香气，维生素特别丰富，适合2岁以上宝宝。

4 黑米软饼。

原料：面粉50克，黑米50克，牛奶100克，鸡蛋黄1个，红糖15克。

做法：

（1）黑米煮成粥，然后用食品加工机打成糊状。

（2）面粉和黑米糊混合，加牛奶和水混匀，再搅拌鸡蛋黄和红糖。

（3）不粘锅中放少量油，用勺把面糊舀到锅里，摊成苹果大的小饼，两面凝固即可。

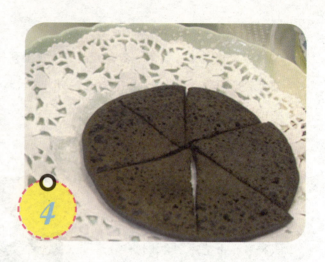

特点：营养丰富，口感柔软，富含蛋白质、钙、铁等，适合1岁以上宝宝。

如何让宝宝爱上粗粮

粗粮有很高的营养价值，这是许多父母都知道的事实，但是由于粗粮的口感不怎么符合宝宝的胃口，所以，有许多宝宝不喜欢吃粗粮，在吃粗粮的时候宝宝未必立刻配合。通常很多宝宝喜欢看到新鲜的食物品种，却不一定会接受新的味道和口感。要想达到多吃粗粮的目的，还需要父母花一点功夫，动一点脑筋。

◆ 宝宝不喜欢全麦面包的粗糙口感，怎么办？

全麦面包虽然口感粗糙，但它具有一个优势，那就是烤制后具有比白面包更浓的香气。因此，不妨在面包片的一面涂上少许蜂蜜、色拉油或黄油，在烤面包机、烤箱或平底锅上略微烤制，让面包表面变脆，味道变香。

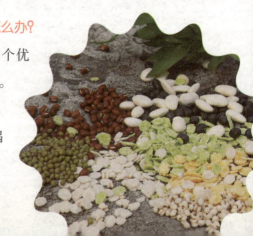

这样烤过的面包片很受宝宝欢迎，是极佳的早餐，父母们不妨一试。

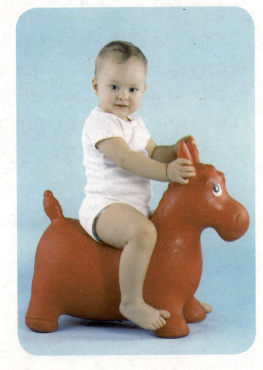

宝宝不喜欢吃燕麦片，怎么办？

燕麦片有一种滑腻的感觉和特殊的风味，有时候难以被宝宝们接受。可以将它与其他食物拌在一起，如用牛奶调制并加入少量糖，或者与米粥、豆粥同煮后与小菜、熟食一起吃，还可以加入巧克力、可可粉、鸡蛋、大枣等风味配料。也不妨购买经过处理的速食燕麦片，其口感和风味都会比较容易让宝宝接受。

煮豆粥时间长，又太麻烦，怎么办？

豆子的皮层较厚，淀粉结构紧密，煮起来很费时间。但是如果预先浸泡一段时间，令皮层变软，淀粉吸水，煮起来就会容易得多。不妨把各种豆子泡在水中，放在冰箱里一整天，次日取出来煮粥。这样不仅烹调速度可以大大加快，口感也有很大改善。当然，如果用高压锅烹调更为理想，只需15～20分钟便可解决，而且能保存更多的香气。其他各种难以煮熟的粗粮均可按此方法处理。

这么多粗粮，怎么搭配好？

按照饮食多样化的原则，应当给宝宝经常更换主食品种，这样既能保证营养的全面，也能帮助宝宝养成适应多种口味的良好膳食习惯。其中一个方法是煮粥时或做煎饼时放入多种原料，将它们搭配得既美味又容易消化，而且能一次吃到多种粗粮，对于保证宝宝的饮食多样化最有好处。比较理想的做法是选择一种比较黏的原料和其他不黏的原料搭配，煮出来比较可口。

■ 除了粥和饭之外，还可以怎样利用粗粮？

几乎每一种粗粮都适合用来煮饭和煮粥，特别是经过高压锅烹制，都能得到比较理想的口感。除此之外，粉状的粗粮适合用来制作点心和软煎饼，例如豆粉和玉米粉与面粉混合之后加入鸡蛋与牛奶，可以制成非常美味的小饼，或者柔软芳香的发糕。豆类可以用来制作汤和甜食。此外，打五谷豆浆也是个好主意，把各种粗粮和黄豆一起扔进豆浆机，20分钟之后就会变成清香而细腻的五谷豆浆，宝宝一定会爱上它。

宝宝营养锦囊

以早餐为例，父母们可以安排如下的早餐给宝宝。

1.全麦面包早餐。

全麦面包2片，表面涂抹少量色拉油，烤制3分钟。

牛奶或豆浆1杯。

火腿1片或鸡蛋1个。

橙子1个/草莓1把/猕猴桃1个。

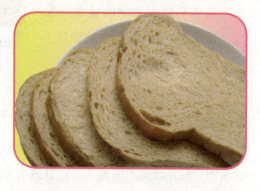

2.小煎饼早餐。

玉米粉5份，大豆粉1份，白面粉2份，加入1个鸡蛋，少许盐，搅成面糊。用色拉油在不沾锅上煎成小饼即可。搭配凉拌蔬菜，以及豆制品或熟肉食用。

3.汤面早餐。

用烹调油炒香葱花，然后加入汤煮开，放含有绿豆、豌豆等豆类的杂面条、荞麦面条或玉米面条，沸腾后加入青菜叶，煮熟调味后打入蛋花，用来搭配各种面食食用。

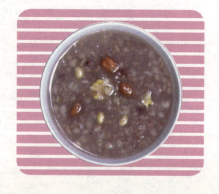

4.八宝粥早餐。

粳米、黑糯米、大麦米、四季豆、红豆，加少许花生、黑芝麻和去核大枣一起加水浸泡过夜，用高压锅煮20分钟即可。配合小包子或小馒头，与豆制品和凉拌蔬菜一起食用。

5.小窝头早餐

玉米粉6份，黄豆粉1份，小米粉1份，加糖8%，鸡蛋1个，奶粉1勺，加水和成团，捏成小窝头，在蒸锅里蒸15分钟即可。可以与牛奶、粥和凉拌蔬菜配合食用，也可以单独作为三餐之间的点心。

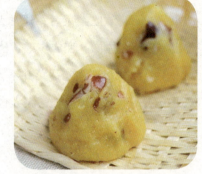

让宝宝和蔬菜亲密接触

调查发现，越不喜欢蔬菜的儿童，其咬合力越弱。而且不喜欢吃蔬菜的宝宝有蛀牙也比较多，蛀牙多就不能用力咀嚼。牙齿好坏关系到咀嚼功能，而咀嚼可以缓和紧张、焦虑。肾上腺激素的分泌也与稳定情绪有关，紧张或饥饿时，血液中的肾上腺素分泌的激素就会增加，这种激素就是所谓斗争激素，作用是"拼命咬住猎物，不达目的绝不退缩"。但是咬合力差会减少体内的"斗争激素"的分泌，致使紧张、焦虑得不到缓解。

此外，从营养学的观点来说，不喜欢吃蔬菜也对情绪不利。蔬菜中的钾有

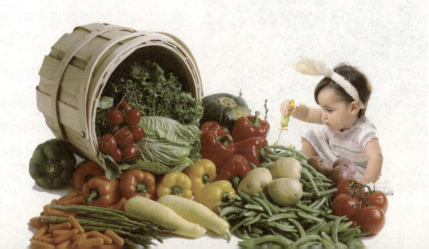

助于镇静神经，安定情绪；相反地，动物性食物，或食盐、味精、小苏打之中的钠会使神经兴奋。另外，体内过剩的钠能否顺利排泄出去，钾扮演着很重要的角色；不喜欢吃蔬菜者，通常无法摄取足够的钾，因此，多余的钠无法全数排出，残留在体内，变成焦虑、情绪不稳定的主因。

但要让儿童喜欢吃蔬菜并不容易做到，父母一定要多动脑筋，变化蔬菜的烹煮方式，不但小孩爱吃，大人也一样受益。

🎁 生着吃还是熟着吃？

很多父母坚信，蔬菜生着吃最有营养。假如这话正确，就无法解释为何西方膳食中永远蔬菜不足的事实。半个圆白菜切成细丝做沙拉，一家人也吃不完。如果放在锅里炒熟，一个人就可以吃下去——这足以证明蔬菜熟吃有其优势。

蔬菜中含有多种养分，其中最娇气的要数维生素C和叶酸，其他则基本上不怕加热。蔬菜烹炒之后，维生素C的保存率在50%左右，而胡萝卜素等可高达90%以上，纤维素和矿物质则可以100%地保留。由此可见，吃蔬菜的数量对于营养供应是至关重要的，而是否生吃则是第二位的。同时，胡萝卜素属于脂溶性营养素，如果没有油脂的配合，吸收起来十分困难，对于胃肠功能本来较弱的宝宝来说更是如此。

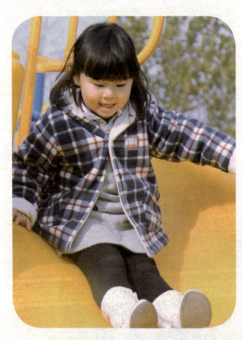

然而从另一个角度来说，蔬菜生吃可以保留100%的维生素和叶酸，以及多种活性保健因子，如洋葱中的降血脂成分、圆白菜当中的抗溃疡成分、大蒜当中的杀菌成分等，对宝宝来说也不无裨益。

因此，最为理想的做法是把富含胡萝卜素的绿叶蔬菜和橙色蔬菜用来熟吃，颜色浅、质地脆嫩的蔬菜则不妨生吃。如果体质和肠胃功能允许，不妨让宝宝经常尝试一些凉拌菜，以及蔬菜沙拉、蘸酱生菜等吃法。

■ 蔬菜分着吃还是合着吃？

有些父母喜欢把蔬菜单独烹调，也有的喜欢和肉类一起烹调。实际上，两种烹调方式各有优势。单独烹调时往往能更好地掌握火候，而且口味清爽，脂肪含量较低；和肉类一起烹调可以增加原料的多样性，调味更为浓郁，但是烹调程序较为复杂，而且往往会失去蔬菜的清爽感，脂肪含量较高。

在单独烹调蔬菜的家庭中，需要注意蔬菜的多样性。按照饮食多样化的要求，每天应当给宝宝吃到5种以上的蔬菜，比较理想的搭配是2种绿叶蔬菜、2种浅色蔬菜、1种薯类蔬菜、1种菇类或藻类蔬菜。如果每种蔬菜都单独烹调，显然会让父母十分辛苦。但是，如果必须和肉类一同烹调，那么肉类和脂肪的摄入量肯定会超标。最合理的方式是绿叶蔬菜或爽脆蔬菜用来单独烹调，而土豆、白萝卜、胡萝卜、洋葱、蘑菇、海带等适合长时间炖煮的蔬菜用来和肉类共同烹调。

■ 蔬菜煮着吃还是炒着吃？

熟吃蔬菜时，过长时间的烹调不利于营养素的保存，高温煎炸更可能产生促癌物质。快速烹炒、短时间烹煮、烫熟或蒸熟之后再加调味品凉拌，都是不错的方法。

对于富含胡萝卜素的绿叶蔬菜和橙黄色蔬菜来说，如果没有一点油脂，也会妨碍其中营养素的吸收。只要在蔬菜烹调中使用肉汤、少量烹调油、香油和色拉酱等，即可保证胡萝卜素的吸收，无须使用大量油脂。蔬菜本身脂肪含量极低，富含膳食纤维，是一类热能极低、口味清淡的食物。在烹调的时候，应当注意发挥蔬菜这个优势，培养宝宝清淡健康的口味，而不是用大量油脂将它变成高脂肪高热量食物。

第一章　第二章　第三章　第四章　第五章　第六章　第七章　第八章　附录一　附录二

有些宝宝胃肠娇嫩，对粗纤维和生冷食物比较敏感，那么应当尽量采用熟食，质地可以烹调得略微软一些。对于纤维过多的蔬菜来说，此时用炖煮方式更为合适。需要特别注意的是，豆角类菜肴必须彻底烹熟，否则可能发生食物中毒。

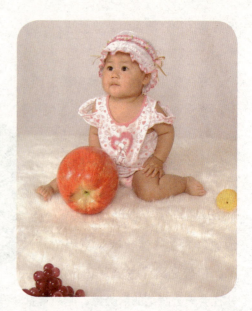

🎁 蔬菜早上吃还是晚上吃？

吃蔬菜并不限于时间早晚，最好每一餐都有供应。早餐时间较紧，宝宝往往胃口欠佳，但番茄、黄瓜等蔬菜可以用来生吃或做沙拉，各种青菜适合放在汤面当中，还有一些蔬菜可以制作菜饼和菜粥。中午时间有限，父母们可以选择处理、烹调起来比较方便的蔬菜，如生菜、番茄、绿菜花等；晚上则是吃蔬菜的大好时机，需要花些工夫的豆角、莴笋、青菜、胡萝卜之类都可以放在这个时间享用。如果可能的话，用樱桃、萝卜、圣女果、番茄之类可生食蔬菜代替日常水果，还可以在三餐之间为宝宝额外增加蔬菜供应。

🎁 蔬菜整着吃还是切碎吃？

有一种理论认为，蔬菜整个吃可以减少切口的养分流失，对保存营养价值更有好处。这种烹调方式对火候的掌握要求较高，而且不适合给宝宝食用。因为宝宝年幼口小，通常更喜欢适合自己的小块食物，或是可以手持的大型食物，所以在烹调时应当考虑他们的接受能力。

另一方面，切碎食用提供了多种蔬菜互相搭配的可能性。宝宝喜欢鲜艳欢快的颜色，如果蔬菜的色调更为漂亮，能够增加他们食用蔬菜的兴趣。假如再能盛装在漂亮的盘子当中，更会增添菜肴的吸引力。

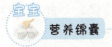

营养锦囊

宝宝怎么才能爱吃蔬菜？只要父母做菜的手法得到，相信可爱的宝宝们会渐渐爱上蔬菜的。

怎么让宝宝快乐地吃蔬菜？宝宝的味蕾密度较高，对同样味道的敏感度高，因此往往会拒绝那些有特殊气味的蔬菜，如韭菜、大蒜、葱姜、芹菜、茴香、辣椒、胡萝卜之类。但只要家庭不因此而拒绝这些蔬菜上桌，让宝宝感觉它们是膳食中的一部分，随着年龄增长，他们很可能会慢慢接受这些味道，自然而然地改掉偏食的毛病。如果宝宝不爱吃某些蔬菜已经成为习惯，那么不妨试一试以下这些"小花招"。

1.把蔬菜做得漂亮可爱。

宝宝对食物的外观要求比较高。如果食物不能吸引他们，他们就会将吃饭当成一种负担。因此，为宝宝准备食物时应尽量把色彩搭配得五彩斑斓，形状做得美观可爱。这样，宝宝感到吃饭这件事本身便充满乐趣，自然会集中精力。宝宝不喜欢吃胡萝卜吗？将它切成薄片修成花朵形状，和甜玉米粒一起放在米饭的表面蒸熟，宝宝也许就会愿意把"花朵"吃下去。

2.增加宝宝与蔬菜见面的机会。

中国人多半重视肉类的烹饪，对蔬菜的烹调甚少下工夫，单调的样子和口味可能已经挫伤了宝宝吃蔬菜的积极性。试试在白米里加入甜玉米、甜豌豆、胡萝卜小粒、蘑菇小粒，再点上几滴香油，美丽的"五彩米饭"一定会使宝宝

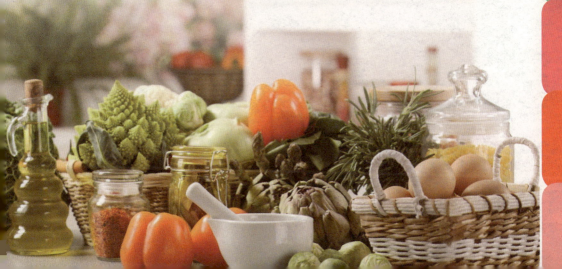

兴趣大增。又如家里不再做纯肉菜，而是在炒肉的时候配些芹菜、青椒等，炖肉时配上土豆、胡萝卜、蘑菇、海带等，也会增加宝宝吃蔬菜的机会。另外，吃面条的时候不要只放炸酱，可配上黄瓜、豆芽、焯白菜丝、烫菠菜叶等。

3.把蔬菜"藏"起来。

很多宝宝爱吃带馅儿食品，如不喜欢吃胡萝卜的宝宝对混有胡萝卜馅儿的饺子并不拒绝。因此，父母们可以经常在肉丸、饺子、包子、馅饼馅里添加少量宝宝平时不喜欢吃的蔬菜，久而久之，宝宝就会习惯并接受它们了。

4.让权威人士和其他小朋友来影响宝宝。

燕燕是个有点任性的小姑娘，在家里从来不吃芹菜。她最崇拜的人就是一年级的女老师，最信任的人就是自己的两个好朋友。为了帮助燕燕改掉不吃芹菜的坏习惯，父母和老师商量之后，让老师请燕燕去老师家吃一顿饭，而且特意做了一个炒芹菜。为了在老师面前证明自己是一个好宝宝，燕燕勇敢地把自己盘中的芹菜全吃干净。老师很是高兴，大大地夸奖了燕燕一番，说她不挑食，爱吃菜，是个好宝宝。此后，父母打听到燕燕的两个小朋友都愿意吃芹菜，于是把她们请来共进晚餐，又做了炒芹菜。看见小朋友吃得津津有味，燕燕便跟着吃起来。奶奶本想提醒大家燕燕不吃芹菜，被燕燕的爸爸用眼色拦住了。以后，全家人都忘记燕燕是不吃芹菜的，于是她自己也很快忘记了。

5.用食品知识吸引宝宝。

宝宝的共同特点是喜欢听故事，用讲故事的方式向宝宝介绍食物的特点，可增加其对食物的感情。例如，在给宝宝吃萝卜之前，先讲小白兔拔萝卜的故

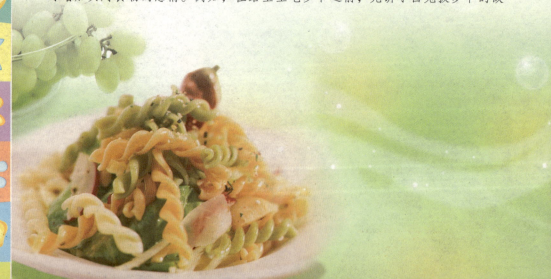

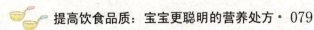

事，然后给宝宝看大萝卜的可爱形状，最后将它端上餐桌，宝宝可能就会高高兴兴地品尝小白兔的食物了。

6.找到替代蔬菜。

如果宝宝暂时无法接受某一两种蔬菜，哪怕是营养很好的蔬菜，也不必过分紧张，可以找到与它营养价值类似的一些蔬菜来满足宝宝的营养需要。比如说，不肯吃胡萝卜的可以吃富含胡萝卜素的绿菜花、豌豆苗、油麦菜等深绿色蔬菜。关键是让宝宝在吃蔬菜时总是快乐的，培养他们热爱蔬菜的感情。

总之，只要父母洞悉宝宝的心理，找到问题的症结，准能让宝宝在不知不觉中爱上蔬菜。对宝宝不爱吃的其他有益的食品，也可照上述方法学习。

美味坚果助宝宝智力发育

中国人尤爱食坚果，坚果和种仁一直都是我们饮食中重要的一部分。"腊八粥"就是用花生仁、莲子、糯米、黄豆、赤豆、绿豆、白果、红枣等干果煮成的，味道清香甜美，是极好的冬令佳品。

坚果含有维生素B_3、维生素B_6、叶酸、镁、锌、铜和钾，以及多种抗氧化剂等多种营养成分，宝宝常吃坚果有助于摄取缺乏的营养元素，以获得均衡营养。

坚果热量虽然高，却是护心健脑的好食物。坚果还可以降低患冠心病的概率，常吃坚果的人不易患心肌梗死。此外，其含有的本酚素可以降低胆固醇；硼元素会让宝宝的反应更敏锐。常吃坚果，还可获得固齿、补益、养身的效果。

果仁营养大比拼。若按照营养

特点来划分，果仁可以分为两大类：高油果仁和淀粉果仁。前者包括核桃、榛子、松子、杏仁、开心果、腰果等，后者包括栗子、莲子等，它们身怀绝技，各有不凡的保健功能。

核桃

营养价值：核桃含脂肪60%以上，蛋白质含量15%左右，含有大量维生素E、维生素B和丰富的钾、钙、锌、铁等矿质元素，是一种重要的保健坚果。核桃油中含亚油酸约73%，还有少量W-3脂肪酸，具有降低胆固醇的作用。

保健作用：中医认为，核桃味甘、性平，可补肾固精、润燥化痰、温肺润肠、强筋健脑，对于治疗冠心病和支气管疾病也有较好的作用。其中含丰富的磷脂和人体必需的脂肪酸，对宝宝具有健脑益智的作用；父母每天给宝宝吃两个核桃，长期坚持，可收到乌发、润肤、健肌的效果。

榛子

营养价值：榛子中含有大量维生素E、维生素B和多种矿物质和微量元素，其中钾、钙、铁和锌等矿物质含量高于核桃、花生等坚果。我国原产的平榛（小榛子）含脂肪51～66%，蛋白质含量17～26%。欧榛果形大，出仁率高，果仁含脂肪54～67%，但蛋白质含量稍低，为12～20%。榛子的脂肪中以单不饱和脂肪酸最多，健康性质也非常好。

保健作用：中医认为，榛子味甘、性平，具有补益脾胃、滋养气血、明目、强身的作用。我国民间把榛子和红枣、栗子并列为妇女的吉庆保健佳果，父母常食榛子可以抗衰老、养容颜、强体力，宝宝经常吃一小把榛子，可以作为很好的补锌食品。

杏仁

营养价值：杏仁的脂肪和蛋白质含量高，含有大量维生素E和多种矿质元素，其中维生素B_2含量极为丰富，铁和锌含量也很高。每100克国产小杏仁含蛋白质24.7克，脂肪44.8克，碳水化合物2.9克，膳食纤维19.2克，还有极为丰富的维生素B$_2$、大量的锌和不少的维生素C，100克炒熟的美国大杏仁含蛋白质19.0克，脂肪55.2克，碳水化合物17.5克，膳食纤维2.3克。因此，大杏仁脂肪更多，营养价值却不及小杏仁。

保健作用：中医认为，小杏仁味苦，性温，可祛痰、止咳、平喘、散风、润肠、消积，也有一定的美容作用。现代药理学研究发现，杏仁当中含多种活性物质，具有抗肿瘤、降血糖、抗炎镇痛、驱虫杀菌等功效。

松子

营养价值：松子含脂肪极高，每100克松子含脂肪60克以上。松子的油脂质量很好，还含有丰富的维生素E、蛋白质和多种矿质元素，其中钾、铁、锌、锰等元素都很丰富。因为脂肪含量高，所以松子的热量也特别高。根据我国食物成分表数据，每100克生松子含热量达640千卡。

保健作用：中医认为，松子味甘、性温，具有补益气血、润燥滑肠、滋阴生津的功效。皮肤干燥、体瘦气短、燥咳无痰或经常便秘的父母适合经常食用松子。我国传统上把松子作为滋补之品，认为它可以令人容颜滋润，轻身不老。但也要注意，脾胃虚寒和经常腹泻的成人不能多食松子，宝宝食用过多也可能导致腹泻。

花生

营养价值：花生含脂肪40%以上，其脂肪当中亚油酸和油酸共占70%以上。蛋白质含量20%左右。花生中含有大量维生素E、维生素B和钾、钙、铁、锌等矿质元素，是我国传统保健坚果。然而，因为花生含脂肪较多，热量很高，每100克炒花生仁含热量616千卡。需要控制体重的宝宝一定要小心，不能多吃花生。

保健作用：中医认为，花生味甘，性平，可润肺、补脾、和胃、补中益

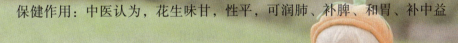

气，是我国传统滋补食品。我国民间还常用花生作为乳母的增乳食品。炒花生和炸花生米都是高热量食品，而且性质燥热，可以治疗腹部冷痛，但有咽喉炎、容易干咳、口渴的父母一定要少吃，容易上火的宝宝也不能多吃。如果喜爱花生的丰富营养和美味，不妨选择煮食的五香煮花生米，因为煮食的花生对燥咳者有益，也不会上火。如果经常腹泻，那么不可多食生花生。

葵花子

营养价值：葵花子富含脂肪，蛋白质含量较高，并含有较多赖氨酸。种子中尚含有大量维生素E、维生素B和多种矿质元素，特别是锌的含量非常丰富。是一种重要的保健油子类食物。其脂肪当中必需脂肪酸含量高，还含有丰富的抗氧化物质，是优质的食用油。然而，葵花子仁也是高热量食物，每100克葵花子仁含热量597千卡，脂肪49.9克。许多宝宝特别喜欢嗑瓜子，饭吃得不多，瓜子却吃得不少。然而一袋100克的瓜子就相当于两碗米饭的热量，所以过胖的宝宝一定不可多进食。

保健作用：我国传统医学认为，葵花子味甘、性平，具有清除湿热、平肝祛风、消滞、益气、滋阴、润肠、驱虫等作用。便秘、高血压、冠心病患者适合经常吃点葵花子，生食葵花子还可以帮助治疗小儿蛲虫。

西瓜子

营养价值：西瓜子中所含脂肪的数量与花生相当，但其蛋白质含量高于普通坚果，并富含多种矿质元素，特别是铁、锌等元素含量高，是一种营养价值较高的零食。根据我国食物成分表数据，每100克炒西瓜子仁含热量573千卡，蛋白质32.7克，脂肪44.8克。每天吃上一小把，可以给体弱的父母补充蛋白质，也可以帮助宝宝补锌补铁。

保健作用：中医认为，西瓜子味甘，性平，生食或煮食可清肺润肠、和中止渴。然而炒得太过的西瓜子也有燥热的作用，以选择湿瓜子较好。西瓜子中还含有一种皂甙样成分，具有降压作用。可惜瓜子在加工中往往加入太多的盐分，对降低血压反而不利。

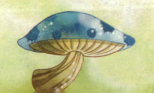

栗子

营养价值：栗子与富含油脂的果仁不同，它淀粉含量达60%左右，含有较多的维生素B和多种矿质元素。和含油果仁相比，它所含的矿物质比较低。

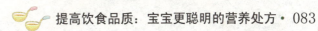

保健作用：中医认为，栗子味甘，性温，可益气、补肾、强筋、健脾胃，是我国传统滋补佳品。脾胃虚弱、瘦弱疲乏、腰酸腿软的父母和宝宝适合多食栗子，每天吃五六个就有很好的滋补作用。然而栗子多食令人饱胀，所以不要放任宝宝一次吃得太多。

莲子

营养价值：莲子属于淀粉类坚果，它脂肪含量仅为2%，含大量淀粉，这些特点与粮食类相似。从所含的热量来说，莲子与面粉大致相当，但却含有较多的维生素E和更丰富的矿物质，特别是钾含量极高，达每100克846毫克。此外，莲子中还含有少量维生素C。

保健作用：中医认为，莲子味甘涩，性平，可养心、补脾、益肾、止泻、涩肠，是我国传统滋补佳品。莲子当中含有促进肠道有益菌增殖的成分和抗氧化成分，还含有植物碱类疗效成分，具有降血压、抗心律失常、抑制癌细胞等保健功能。虚烦失眠、身体虚弱、食欲不振的父母适合经常食用莲子。宝宝在夏季过食寒凉食物导致脾胃虚弱时，食用莲子具有滋补脾胃、促进消化的作用。但应注意的是，因为莲子有收敛作用，腹胀和便秘的人不应多食莲子。

营养锦囊

坚果果仁多食肥胖，少食滋补。因为大多数果仁中的脂肪含量很高，多吃会导致宝宝肥胖，美国营养学家建议，每周吃50克果仁就可以得到足够的益处，也不会增加宝宝肥胖的危险。也就是说，500克一袋的果仁，可以供三口

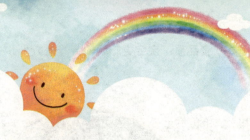

之家吃3个星期。

果仁的好处不能用维生素丸来替代。各国的研究证实，果仁的保健效果是服用维生素营养丸或吃植物油鱼油等所无法代替的。

坚果食用方法可多样。坚果不仅可以炒食，还可以用来制作点心、甜食、粥食，或者放在菜肴当中。杏仁、花生、松子、栗子都可以用来做菜，莲子和栗子可以做成粥食、羹汤。所有果仁都可以用来做甜点和包子的馅料。

坚果妥善储存，避免生霉。尽管果仁水分含量低，较耐储藏，但含油果仁油脂的不饱和程度很高，见光、高温、潮湿等不利条件下易受氧化或滋生霉菌，损失其营养价值。因此，坚果应当保存于干燥阴凉处，尽量放在隔绝氧气的包装里，趁新鲜的时候尽快吃完。

让宝宝受益终身的豆类美食

豆类的营养价值非常高，我国传统饮食讲究"五谷宜为养，失豆则不良"，意思是说五谷是有营养的，但没有豆子就会失去平衡。现代营养学也证明，每天坚持食用豆类食品，只要两周的时间，人体就可以减少脂肪含量，增加免疫力，降低患病的几率。因此，很多营养学家都呼吁，用豆类食品代替一定量的肉类等动物性食品，是解决人营养不良和营养过剩双重负担的最好方法。

豆类所含蛋白质含量高、质量好，其营养价值接近于动物性蛋白质，是最好的植物蛋白。

豆类中氨基酸的组成接近于人体的需要，是我国人民膳食中蛋白质的良好来源。豆类所含的脂肪以大豆为最高，可达18%，因而可作食用油的原料，

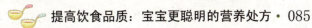
其他豆类含脂肪较少。豆类含糖量以蚕豆、赤豆、绿豆、豌豆含量较高，为50～60%，大豆含糖量较少，约为25%。因此，豆类供给的热量也相当高。豆类中维生素以维生素B最多，比谷类含量高。此外，还含有少量的胡萝卜素。豆类富含钙、磷、铁、钾、镁等无机盐，是膳食中难得的高钾、高镁、低钠食品。

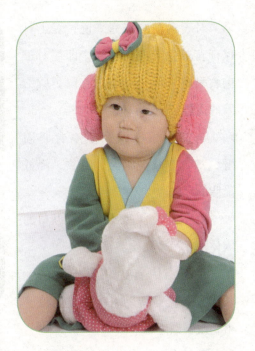

人人都知道，中国是大豆的故乡。可是，大豆包括哪些豆子，和黄豆是什么关系？除了大豆之外，其他豆子的营养价值怎么样，有什么健康上的特殊好处呢？实际上，父母们对豆类的了解是很少的。然而，对于宝宝来说，豆类实在是一类极为健康的食物，若能养成爱吃豆子的习惯，必会让宝宝受益终身。

🎁 豆类的营养健康功效

超市里和农贸市场里的豆子品种真不少，常见的有黄豆、黑豆、青豆、绿豆、红小豆、芸豆、扁豆、蚕豆……令人眼花缭乱，其实它们按营养价值可以分为两大类：大豆类和淀粉豆类。

大豆类的特点是蛋白质含量高达35%以上，其中还含有15～20%的油脂，丰富的卵磷脂、维生素E、大豆异黄酮等保健成分。

除了大豆家族之外，红小豆、绿豆、四季豆豆、扁豆、蚕豆、豌豆等各种豆子几乎都属于淀粉类豆。淀粉类豆子含有60%左右的淀粉，平日往往和饭一起煮，在营养上没有大豆那样地位显赫。其实，这些豆子可不简单，它们含有20%的蛋白质，而且富含大米白面中缺少的赖氨酸和维生素B，钙、铁、锌等矿物元素含量也远远高于白米饭，与米饭具有完美的"营养互补"的作用，其价值绝不可小看。

对于素食的家庭来说，豆子对保证营养供应极为重要。即便对于肉食家庭来说，豆子也有肉类所不及的优势：

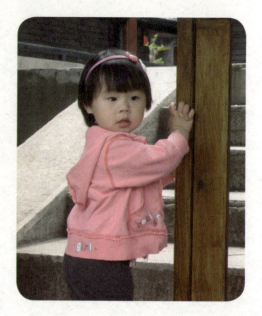

与肉类相比，豆子不含胆固醇，却含有减少胆固醇吸收，降低血脂的豆固醇类。

豆子富含膳食纤维，可以帮助人体清除污染物质。

豆子当中富含"双歧杆菌生长因子"，能帮助人体调整肠道菌群，改善微生态平衡。

豆子有利于降低心血管疾病的发病率。

豆子对于预防肥胖和糖尿病具有特殊的作用。

在肉类食用过多、脂肪过剩、环境污染的饮食环境下，让宝宝多吃些豆子，养成爱吃豆的好习惯，对宝宝健康成长、预防肥胖和成人病都有极为重要的意义。

在高温暑热的夏季，豆类是必不可少的解暑食品。所有豆类都是钾的最佳来源之一，而夏季补充钾元素可以预防中暑。同时，豆类富含维生素B，而夏日大量出汗，维生素B损失最大，需要及时补充。正在为宝宝苦夏而烦恼的父母们，不妨多给宝宝吃些豆子食品吧。

🔶 大豆家族

大豆家族的代表品种是用来做豆腐和各种豆制品的黄豆。此外，乌黑溜圆的大黑豆、碧绿滚圆的大青豆，也都属于大豆家族。从营养学上来说，它们都是豆类中的佼佼者。大豆可以直接加入大米里煮粥，煮出来的粥味道微甜而黏软；也可以磨成粉或打成豆浆，然后加入面粉中制作馒头、面包、面条、糕点等，让食品变得更加柔软可口。大豆还可以用来制作菜肴，如黄豆炖猪手、黄豆拌香椿、青豆爆肉丁等。

📕 小豆家族

小豆的代表品种是红小豆，也叫赤小豆，此外也有白色、紫色和各种花纹的小豆。每100克红小豆中含蛋白质21.7克，脂肪含量仅为0.8克，还有相当高的维生素B和铁元素。中医认为红小豆能生津液、利小便，消肿、解毒效果卓越，也有一定的补血作用。红小豆虽然不及绿豆的清热效果，却比绿豆具有更好的解毒功效，而且一年四季均可食用。

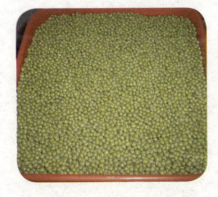

红小豆有很好的口感和香气，最适合与米饭一同烹调，也适合制作甜汤、豆沙馅等。它的饱腹感很强，能帮助预防饮食过量导致的肥胖。我国古代医学认为，红小豆"久食瘦人"，体重超标的宝宝和父母不妨多吃红豆粥、红豆饭代替白米饭、白面包和白馒头。然而，因为红小豆利水作用强，阴虚体质的父母应当少吃。

📕 绿豆

绿豆表面为绿黄色或暗绿色，有光泽，豆皮薄而韧，去皮后有黄绿色或黄白色的种仁。绿豆的颜色主要来自豆皮，解暑、清热的效果也部分来自豆皮。绿豆的营养价值与红小豆相当，具有极好的防暑解毒作用，夏天宝宝大汗淋漓、口渴烦躁、生疮长疱的时候，最适合食用绿豆汤或绿豆粥。

📕 鲜豆类

豆子成熟之前连豆荚一起摘下，称为鲜豆，是一类美味营养的蔬菜。经常食用的鲜豆包括毛豆（鲜嫩的黄大豆或青大豆）、嫩豌豆、嫩蚕豆、嫩豆、嫩菜豆，嫩四棱豆（也称为龙豆）等等。

鲜豆和干豆相比，水分含量多一些，蛋白质含量低一些，但是同样富含钾和维生素B，还含有干豆中所没有的丰富的维生素C和叶绿素。从蛋白质含量来说，鲜豆类的营养价值高于一般蔬菜。例如，普通蔬菜的蛋白质含量仅有1%左右，而毛豆中含蛋白质13%；嫩豌豆为7%，嫩蚕豆为8%。夏季多吃些鲜豆类，能有效帮助食欲不振的宝宝补充营养素。

干豆类一般和主食一起烹调，而鲜豆类适合制作菜肴和肉类、豆制品一起烹调都十分美味，也适合用来制作佐餐小菜，或者做成盐水毛豆、五香蚕豆之类小食。由于它们的鲜绿色泽和清爽气味，很多宝宝都非常爱吃。

需要提醒父母们注意的问题是，无论是干豆还是鲜豆，生豆子当中都可能含有抗营养因素、凝集素和过敏蛋白等，一定要充分加热烹熟之后才能食用。如果感觉口感太硬或者有生豆气味，一定要重新加热到彻底熟透。因为豆子中往往含有低聚糖，尽管是一种有利预防慢性病的成分，但容易肚子胀的宝宝受不了太多的低聚糖，要减少吃豆子的量。有些宝宝由于遗传因素对蚕豆过敏，第一次给宝宝吃蚕豆之前一定要注意观察，最好能先问清家族中有无蚕豆过敏问题。

营养锦囊

1.美味豆粥。

红小豆30克，花芸豆30克，黑豆30克和紫糯米20克，用清水浸泡过夜；加白粳米70克，葡萄干、大蜜枣各2把，加水煮到豆粒软烂为止，或用高压锅上气后煮20分钟。

美味豆粥口感柔软，香气诱人，还有淡淡的甜味，很受宝宝的欢迎。它既有补充营养的作用，也有清热解毒的功效，夏日早晚食用最佳。

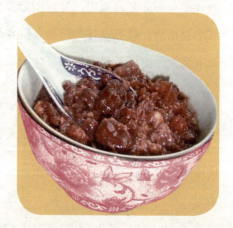

2.三豆汤。

绿豆、扁豆、黑豆加入大量沸水重新煮开便是三豆汤，是传统的解暑饮料，比绿豆汤作用更强。刚刚重新沸腾时的清汤清热解暑效果最强，夏日上火、生痘、便秘、口干的父母和宝宝不妨盛出清汤，加点冰糖饮用，然后补一些开水继续煮开取汤，最后焖煮到豆子软烂。软烂的豆汤可以不加糖当饮料喝，也可以加点糖用来当饭后甜食。

需要注意的是，这个汤去火效果极好，但对火力不足的宝宝并不适宜，容易受寒腹泻的宝宝也不要多饮。

3.绿豆煲排骨。

做很多菜肴都可以加入豆子。对于红豆、绿豆等较难煮烂的原料来说，用来煲汤最为适宜。绿豆煲排骨就是一款美味的夏令荤菜，只需将绿豆加入初沸的排骨汤当中小火慢炖到豆子软烂即可。绿豆的清香与排骨的鲜美相得益彰，而且绿豆淀粉能够吸收排骨中的油腻，吃起来更为

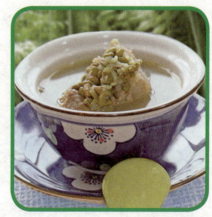

爽口。煮猪肉本身不上火，加上清火的绿豆之后，更适合给宝宝在夏季增加营养。其他季节可以用芸豆代替绿豆炖肉或排骨。

4.鲜豌豆炒豆腐。

用一把葱花、50克肉末炒200克豆腐丁，半熟之际加入化冻后的100克速冻鲜豌豆一同翻炒，熟后加入盐和一勺生抽酱油即可。这道菜色泽明亮鲜艳，味道鲜美，口感柔软，很受宝宝欢迎。

豆腐和豌豆都富含钾和蛋白质，豆腐中还含有大量的钙，对于夏日补充营养极有帮助。因为暑热烦躁、夏天不爱

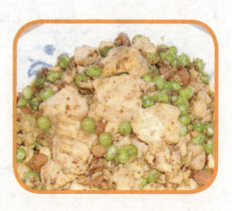

吃荤菜、睡觉时经常抽筋的宝宝更适合食用这道菜。

5.嫩蚕豆炒三文鱼。

嫩蚕豆用油翻炒后，加水焖10分钟左右，加盐后盛出；三文鱼切丁用蛋清、淀粉、盐拌过，单独放油锅中炒到变色，立刻加入蚕豆，翻匀后装盘即可。由于蚕豆和三文鱼都具有天然鲜味，这道菜无须加入鸡精或味精。

这道菜富含蛋白质和微量元素，还含有相当数量的胡萝卜素。它颜色清爽，口味鲜美而清淡，是夏天补充营养的佳品。

注意事项：对蚕豆过敏的宝宝不能食用。

6.营养豆沙。

红豆200克，用水浸泡一夜，高压锅压20分钟，倒去上面的汤汁，把煮欢的豆子压烂成豆沙。榛子一把压成末，黑芝麻一把炒香压碎，一起拌入豆沙；用5克黄油在不沾锅中化开，把豆沙放入锅中翻炒几分钟取出。最后加入红糖调到合适的甜度即成营养豆沙。

营养豆沙的口感和味道都非常好，很受宝宝们的欢迎。它可以用来夹在馒头或面包里，也适合用来制作豆沙包、汤圆或者馅饼。

这种豆沙富含铁、锌等微量元素，具有补血、润肤的保健效果。适合脸色苍白或萎黄、身体瘦弱的宝宝食用，脸色暗淡、头发枯萎的妈妈常吃这道甜点也有帮助。由于它富含脂肪，还含有蔗糖，体重超标的宝宝就要适可而止了。

宝宝要趋利避害巧吃肉

我国传统医学认为，"五谷为养，五畜为益"。也就是说，主食还是要吃饭，但是加些肉食有益身体。

肉类的好处，是给宝宝提供优质的蛋白质，丰富的维生素B，还有最容易吸收的铁、锌、铜等微量元素。吃肉可预防宝宝贫血，也能有效解决蛋白质营养不良，促进宝宝生长发育。

植物食品中也含有很多铁，甚至比肉里面的含量更高。然而，植物性的铁吸收率比较低，通常是不溶态的，需要大量胃酸来溶解，还需要大量的维生素C来还原它，才能比较顺利地被身体吸收。如果食物中含有比较多的草酸、植酸等成分，就会妨碍植物性铁的吸收。同样，植物性食品中的锌、铜、锰等元素吸收率也不高。所以，很少吃肉的宝宝必须很细心地搭配食物，才能避免缺铁、缺锌等问题对宝宝发育的不良影响。

当然，植物性食品当中也含有充足的蛋白质。所有的豆子和豆制品都是植物性蛋白质的良好来源，各种坚果也是不错的蛋白质食品。不过，它们仍然比不上肉类蛋白质的"质量"和美味，特别是对于贫血的宝宝来说，豆类在供应铁元素方面比不上肉类。

对成年人来说，是否吃肉并不十分要紧，因为他们不容易缺铁，蛋白质营养吸收能力也很强。但对于正处在快速发育当中的宝宝来说，经常适量吃点肉是让他们健康成长的重要饮食内容。

为什么不能放任宝宝吃肉？

虽然宝宝需要吃肉，可是很多父母都听说，肉类带来的麻烦可不少呢。他们一则担心肉类脂肪多，容易让宝宝发胖；二则担心肉类里面有激素，会让宝宝早熟；还担心肉类胆固醇高，对身体不利。

的确，就猪肉来说，即便是瘦肉，也含有相当高的脂肪，可达25%左右，肥肉则达到90%左右。显然，吃太多的肉不利于宝宝的健康，特别是已经有点胖的宝宝。对成年人来说，每天只需要吃50～100克肉即可保证需要；宝宝年幼，每天有50克无骨鱼或者瘦肉，就足以满足一天的营养需要。况且，吃肉太多，吃其他东西的胃口就会小，会影响整体的营养平衡。

从"激素"角度来说，事情比父母们想象中的更复杂一些。目前只要采用正确的饲

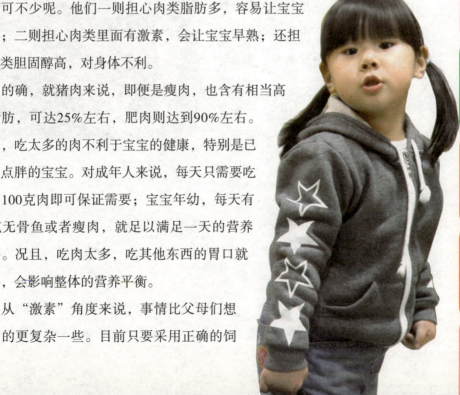

养方式，各种育肥动物不需要添加激素就可以快速出栏。然而，一些饲养水平较差的企业或个人也可能违禁添加激素，其中牛肉比鸡肉的情况更令人担心。再说，人们食用的主要是一些育肥的动物，而动物越肥，其体内雌激素就会越高，人也是一样的。因而，只要多吃畜肉，必然就会增加膳食当中雌激素的摄入量，使宝宝倾向于早熟。西方国家的研究证明，肉类摄入增多之后，宝宝的发育年龄会提前2～3年。

所以，肉类只是平衡膳食当中的一个部分，绝对不能因为宝宝爱吃肉就毫无控制，超量供应。这不是一个负责任的父母应当做的事情。

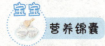

营养锦囊

鉴于肉类在宝宝健康发育上的重要作用，吃肉已经成了宝宝饮食中不可或缺的一部分了，那么，父母怎么给宝宝选择肉食呢？

1.牛肉。

食用季节：一年四季均可食用。

适用人群：牛肉性微温，各种体质的宝宝都可以吃。中医认为它能补脾胃、强筋骨，对身体瘦弱、贫血的宝宝和父母更为适宜。

营养特点：蛋白质含量高达20%，颜色深红，证明富含血红素

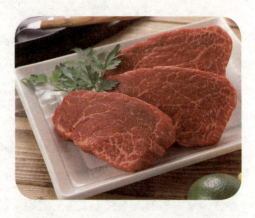

铁，是补血的好食品。同时，锌、硒、锰等微量元素和各种维生素B含量也比较高。

脂肪含量：普通牛肉脂肪含量平均低于6%，但是"肥牛肉"的脂肪含量可达30%以上。牛油的饱和程度比猪油高，但低于羊油。如果宝宝已经有点胖，不要经常带他去涮肥牛。

推荐部位：里脊部位最嫩，适合短时间烹调的菜肴，如炒肉丝、肉片、煮咖喱饭卤等。肩肉也比较嫩，适合一般烧炖。牛腩适合煲汤，腱子肉则适合长

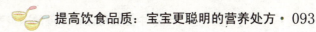
时间煨或者做成酱肉。

食用方法：如果宝宝较胖，要限制脂肪和热量，则最好选择酱牛肉，其次是清炖牛肉。如果宝宝不胖，那么可以选择红烧、炒等方法，但夏天不宜吃涮肥牛。

2.羊肉。

食用季节：最好在冬季食用。但是如果宝宝或父母怕冷而瘦弱，夏天也可以常吃。经常"上火"怕热的人春夏应当少吃羊肉。

适用人群：羊肉性温热，中医认为它益气补虚，适合虚寒体质的宝宝和父母。身体瘦弱、怕冷、吃凉东西后容易胃痛腹泻的人最适合吃羊肉。如果身体怕热、吃凉东西感觉舒服、经常大便燥结，则要少吃羊肉。

营养特点：蛋白质、维生素含量与牛肉接近，颜色较红，富含血红素铁，也是补血的好食品。

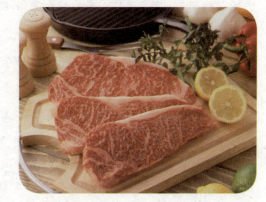

脂肪含量：普通羊肉脂肪含量稍高于牛肉，平均可达14%，用来作为涮羊肉的"肥羊片"脂肪含量可超过30%。如果宝宝体瘦怕冷，在冬天带他涮羊肉是个好主意。在所有的肉类当中，羊肉脂肪的饱和度是最高的。

推荐部位：羊肉整体质地细嫩，里脊、通脊、肩肉、后臀都适合短时间烹调的菜肴。羊排骨适合煲汤，腿肉则适合长时间煨炖。

食用方法：加萝卜等蔬菜配料烹成的清炖羊肉几乎适合所有的人；烤羊肉和孜然羊肉适合不容易上火的人；红烧、爆炒等烹调方法需要加一些油，适合体重正常者。消化不良和脾胃比较虚弱的宝宝和父母要注意，一定不能吃冷羊肉，要趁热吃。

3.猪肉。

食用季节：一年四季均可食用。

适用人群：猪肉性平，各种体质的宝宝都可以吃，相对更适合消瘦的宝宝，较胖的宝宝要适当控制。

营养特点：蛋白质含量低于其他肉类，平均为15%左右。颜色粉红，血红素铁含量不及牛羊肉，但比鸡鸭肉多。微量元素含量较为丰富，维生素B含量在各种肉当中最高，也含有磷脂，对大脑思维有益。

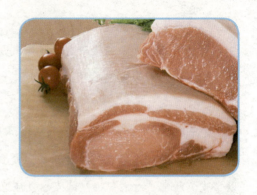

脂肪含量：猪肉在各种肉类当中脂肪含量最高，瘦肉也可达20%以上，但是各部位差异较大。里脊部位的脂肪含量仅有8%，蛋白质含量则高达20%；排骨的脂肪含量可达近40%，蛋白质含量则相对较低。如果宝宝已经有点胖，应当适当控制猪肉的食用量。

推荐部位：里脊部位适合炒肉丝，后臀可用来炒一般菜肴。肩肉适合制作肉馅，也可以做炖肉，敲开的棒骨和脊骨适合加点醋煲汤。

食用方法：猪肉本身油脂较高，所以最好不用煎炸一类烹调方法。如果能选择清炖、烤、煮等方法最好，炒食时应控制放油数量。肉馅和灌肠通常要加入较多肥肉糜以保持细嫩口感，所以应当适当控制加了肉馅的食品。

4.鸡肉。

食用季节：一年四季均可食用，冬春更为适合。

适用人群：鸡肉性微温，各种体质的宝宝都可以吃。中医认为它补中益气，对身体较弱、食欲不好的宝宝更为适宜。

营养特点：蛋白质含量达20%，颜色较浅，含铁量低于牛羊肉。微量元素较为丰富。在各种维生素B中，尼克酸的含量最高。乌鸡的维生素和矿物质含量比普通鸡更高。

脂肪含量：去皮土鸡肉的脂肪含量仅有5%左右，而乌鸡更低，通常为3%。但是，育肥鸡的脂肪含量较高，

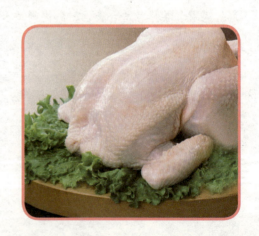

可达10~20%。

推荐部位：在各部位当中，鸡翅尖和鸡爪的脂肪含量最高，但肉质也最为细嫩。胸肉脂肪含量低，但肉质较粗而且微量元素含量较低。鸡脖部位颜色红，不仅肉质细腻，而且含铁、锌、锰等最多，营养价值很高。鸡胗和鸡心都是补铁的佳品，蛋白质也十分丰富。

食用方法：鸡肉各部位肉质均十分柔嫩，适合各种烹调方式。为了保持鸡肉低脂肪的优点，不妨选择较为清爽的烹调方式，如白斩鸡、清炖鸡、气锅鸡等；如果希望促进食欲，也可以选择咖喱鸡、烤鸡、烧鸡、小炒鸡、口水鸡等。但是，香酥鸡、辣子鸡、炸鸡一类烹调方式需要经过油炸，不仅损失营养成分

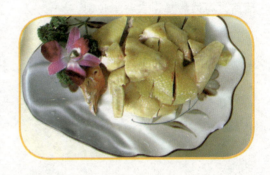

，而且热量过高，不利健康。另外需要注意的是，鸡汤内所含的营养成分远低于鸡肉，父母不能因为宝宝喝了鸡汤便感觉营养足够。

5.鸭肉。

食用季节：最适合夏秋季节食用。中医认为它有滋阴补血的效果。

适用人群：鸭肉性质偏凉，容易上火、燥热、咽干口渴的宝宝和父母可以用鸭肉代替鸡肉，起到清补作用。

营养特点：鸭肉的蛋白质含量略低于鸡肉，在16%左右。铁含量低于牛羊肉，略高于鸡肉。其他微量元素和各种维生素B含量与鸡肉类似。

脂肪含量：普通鸭的脂肪含量略高于鸡肉，约为7~10%，但低于猪肉。北京烤鸭经过填饲育肥，脂肪含量可达38%。如果宝宝已经有点胖，不要经常带他去吃烤鸭。水鸭的脂肪当中，不饱和脂肪酸含量比鸡油更高，故而营养价值也较高。

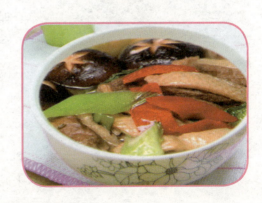

推荐部位：鸭胸肉脂肪含量最低，肉质也相对细腻。鸭心的维生素B含量相当高，铁也比较丰富。鸭肝和鸭血中铁的含量极高，最适合用来补血。鸭掌蛋白质含量高达26%，但矿物质和维生素含量低。如果用来炖食，以可溶性物质较多的老鸭较好。

食用方法：如果宝宝经常上火，可以选择清炖鸭，或者盐水鸭等烹调方法。酱鸭和烧鸭的脂肪含量也不很高，适合各类人食用。油炸的馋嘴鸭，和含油脂过高的烤鸭则要适当控制。

食用水产品的五大安全绝招

水产类食品，包括各种鱼类、虾蟹贝等甲壳类、鱿鱼、墨鱼等软体类由淡水或海水里出产的动物性食品。它们营养丰富、味道鲜美、口感诱人。吃水产类食物，是很多人饮食生活中的一大享受。

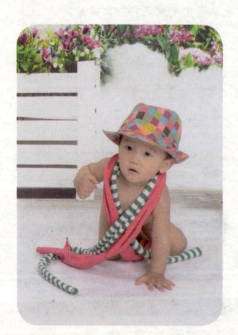

尽管如此，父母们也听说水产品可是食品中的"污染大户"！宝宝年纪幼小，解毒系统发育不健全，最容易受到污染物质的危害。鱼我所欲也，污染我所不欲也，这可怎么办呢？其实，通过合理安排饮食，就可以减少污染受害的危险，并让宝宝充分享受这些美食带来的益处。

🎁 水产品得天独厚的营养优势

水产类食品，通常被归为"大鱼"和"大肉"并列。其实，如果从营养上来说，"大鱼"和"大肉"虽有共性，但并不完全等同。总体而言，"大鱼"要比"大肉"优越不少。

从蛋白质来说，水产类和肉类一样属于优质蛋白质，而且质地细腻，肌肉纤维柔软，更容易被宝宝消化。虽然从表面上来看，水产品的蛋白质含量等于或略低于肉类，但是如果制作成干品，去掉其中的水分，那么水产品的蛋白质含量就会高于肉类。这是因为，水产类的水分一般高于肉类，而脂肪含量却低于肉类，蛋白质在干物质当中所占的比例更大一些。

说到脂肪，这可是水产品的最大优势所在。别看水产品的脂肪含量比肉类普遍要低一些，但是质量却非常棒。其中不仅以不饱和脂肪酸为主，而且还有特殊的保健成分——父母们都知道，鱼油是珍贵的保健品，其中富含"W-3不饱和脂肪酸"，对心脏很

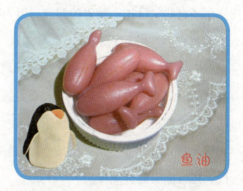

鱼油

有好处，也有促进大脑发育、有利智力发展的DHA这种脂肪酸。哪个不希望宝宝聪明过人呢？恐怕这也是父母们如此看重水产品的关键所在。

不过，父母们可能未曾想到，水产品中的微量元素同样是它的强项。肉食品是典型的低钙食品，而水产品则是中等钙含量的食品。同时，其中的锌、铜、锰、硒、碘等微量元素十分丰富，而且比较容易吸收，为肉类所不及。很多宝宝都有缺锌的问题，经常吃些水产品，特别是贝类和海鲜，对于补充锌特别有帮助。

此外，水产品中的维生素B比较丰富，还含有维生素A、维生素D、维生素E、维生素K。

肉类中，只有肝脏和肾脏含有这些脂溶性的维生素，普通肌肉中则几乎没有，而鱼类则是全身都有这些维生素。一些脂肪含量稍高的鱼类，比如鳗鱼、多春鱼、秋刀鱼等，都是维生素A、维生素D的不错来源。

所以说，水产品的营养价值有得天独厚的优势，对宝宝的健康发育非常有利。

🎁 水产品不可忽视的危险成分

水产品虽有千般好处，却也有一些难以克服的麻烦。说到水产品的缺点，多数父母马上会想到胆固醇。不错，水产品胆固醇含量普遍比较高，特别是虾蟹类。不过，宝宝在成长中需要胆固醇，因为每个细胞膜里都有胆固醇，而大脑神经系统的发育也离不开胆固醇。因此，健康宝宝是不用特意控制食物中的胆固醇的。

还有些父母担心激素的问题，因为听说一些不法养殖户会在养殖过程中添加雌激素，可能会令宝宝早熟。其实，这只是水产品养殖过程中问题的一部分。养殖中还会加入杀菌剂、消炎药等，它们也都会在产品中留下痕迹。而宝宝无缘无故地吃进去这些药物，当然是不利健康的，还可能引起过敏反应。

另外一个真正的大麻烦，来自水产品中的环境污染成分。父母们也从电视新闻中知道，如今我国80%的水域已经受到不同程度的污染，渤海污染较为严重，东海和黄海是中度污染，只有南海还有干净的海水。由于水域的污染，水产品中的铅、砷、汞、镉等元素都有超标的可能性。

有些父母听说过"海鲜河鲜不能和维生素C一起吃"，其实原因就是担心砷超标的海鲜河鲜当中，五价砷和维生素C发生反应生成毒性更大的三价砷，造成严重中毒事件。实际上，如果砷污染不超标的话，即便吃维生素C片，也不会引起什么麻烦。不过，为了保险起见，还是不要一次性给宝宝吃太多水产品，同时也不宜饮用太多甜饮料。维生素C本身在大量服用时有可能促进腹泻，即便不会引起中毒，也不宜超过1000毫克，特别是在食用大量海鲜之后。

最后，还不能忘记水产品中的寄生虫类。2006年发生的"福寿螺管原线虫事件"就把大批顾客害得很惨。如寄生虫进入大脑，甚至会使人发生癫痫之类的严重脑病。因此，父母务必高度警惕，决不让宝宝因美食误入这样的险境！

既然食用水产品可能带来健康隐患，那父母怎样才能为宝宝选购健康的水产品呢？

1.选购低污染的水产品。

考虑到水产品容易污染，父母们选购时就要把好安全关，选择来源可靠的产品。最好选择有产地说明、有品牌、有绿色食品认证的优质水产食品。来自污染河段或海域的产品尽量不要购买。

体形异常，有异味，或者骨骼畸形，或者眼珠混浊等，都可能意味着该水产品污染状况严重。

2.合理烹调，剿灭寄生虫，远离藻类毒素。

淡水鱼和河鲜容易带来各种寄生虫，对儿童健康威胁极大，所以所有的河鲜都不能生吃，必须彻底烹熟以杀灭寄生虫。海鱼海鲜也要注意，除了少数可生食的新鲜深海鱼之外，绝大多数产品都必须熟吃。

同时，在烹调的时候要把各种水产品的肠胃、肝脏和腮部彻底去除，因为这些地方是污染和毒素的集中营。特别是夏秋季节，江河入海口都容易长有毒藻，被水中动物食入后会带来相当危险的藻类毒素，所以更要把水产品的消化系统清理干净。

3.避免一次大量吃海鲜河鲜。

宝宝年幼，吃海鲜河鲜容易贪多而发生不适，所以在进食时宜使用姜、醋、料酒、胡椒粉等作料，既能够增鲜减腥，又能够缓解肠胃冷凉感。同时，还要控制数量，不能因为宝宝爱吃就无限制地供应虾蟹等美食。餐后不应继续给宝宝吃冷食和水果。

4.帮助宝宝克服胃肠冷痛。

如果宝宝因为过食海鲜河鲜发生胃痛、腹痛、腹泻等反应，应当马上停止进食水产品，不吃生冷水果和蔬菜，不吃任何冷饮和冰镇饮料，给宝宝喝些热姜汤，疼痛感会逐渐缓解。此后宜食温热易消化食物，如热粥、热汤面、热鸡汤等，次日即可恢复正常。

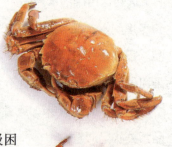

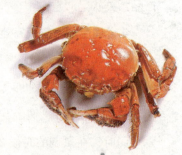

5.严密观察过敏动向。

第一次给宝宝吃虾蟹贝类和鱿鱼海胆等食品的时候，一定要密切观察，注意是否有过敏迹象。食物的过敏反应有速发和迟发两类，症状十分复杂多样。急性的过敏有荨麻疹、风疹、哮喘等反应，严重者喉头水肿、呼吸困难、消化道水肿，必须紧急送到医院治疗。也有的宝宝发生湿疹，或有不明原因的腹泻、头痛等反应。由于过敏体质有一定的遗传倾向性，假如家族中有血缘亲戚存在食物过敏史，更要高度警惕。

宝宝·营养锦囊

1.海鲜汇。

原料:

鲜虾2只，净鱼肉30克，鸡蛋1个，海苔10克，嫩豆腐20克，米酒1小匙，大豆油少许，盐适量，姜末1小匙。

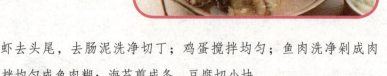

做法:

（1）鲜虾去头尾，去肠泥洗净切丁；鸡蛋搅拌均匀；鱼肉洗净剁成肉泥，与鸡蛋搅拌均匀成鱼肉糊；海苔剪成条，豆腐切小块。

（2）油起锅烧热后，下入姜末炝锅，然后下入鱼肉糊和豆腐加米酒略炒后加水，煮开后放入鲜虾丁略煮后，下入海苔，加盐调味，即可。

2.香酥带鱼。

原料:

带鱼200克，香油少许，老抽50克，盐，醋，黄酒各一小匙，葱末少许，姜1片，植物油适量。

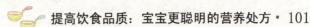

做法：

（1）将带鱼去掉头、尾、鳍和尾尖，开膛去内脏，刮掉腹内的黑膜，洗净、切断。

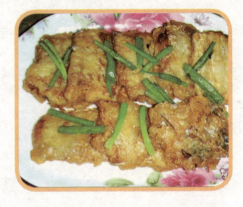

（2）将带鱼段放入盆内，加入少许盐、黄酒调匀，腌5分钟，投入七成热的油内，炸至外表发硬、呈金黄色时，捞出沥油。醋，老抽，葱末翻炒两下，加入水。用大火烧开，转微火烧至锅内汤汁不多时，淋入香油，浇到煎好的鱼上，即可。

3.虎头鱼。

原料：

草鱼250克，鸡蛋2个，老抽5克，甜面酱5克，盐、黄酒、白糖各少许，水淀粉适量，面粉20克，葱丝和姜丝15克，花椒油、花生油各适量。

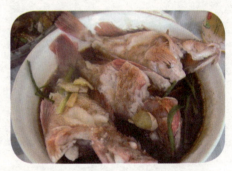

做法：

（1）将草鱼剔去刺，切成小段，洒上盐腌制；然后将盐、老抽、水淀粉、鸡蛋、面粉和黄酒15克搅拌成面糊。

（2）将花生油放入锅内，大火烧至八成热，将鱼逐块蘸匀面糊下入油内，炸至呈金黄色捞出，放在碗里沥去油。

（3）锅内留点油，放入白糖炒至冒细泡发黄色，放入甜面酱快速搅炒至发香，随后即放入生抽、料酒、水、葱丝、姜丝，烧沸倒入碗内，上笼用中火蒸20分钟左右取出。将汤汁倒入碗内，再加点水烧沸，用水淀粉勾芡，淋上花椒油，浇入盛鱼的碗内，即可。

第五章

时令水果：聪明宝宝的最佳营养伴侣

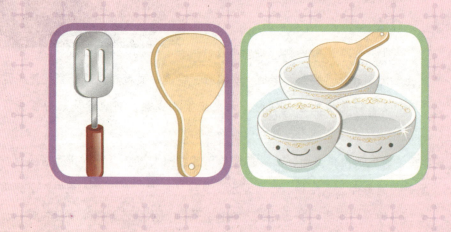

父母应了解宝宝的水果时钟

　　水果品种多，价格便宜，又含有丰富的维生素C，而维生素C对促进铁的吸收非常重要。另外，维生素C在非血红素铁的吸收中也起着非常重要的作用。因此补充充足的维生素C可大大促进非血红素铁的吸收。现在儿童普遍都铅超标，而儿童体内铅过量会对宝宝的神经系统、造血系统及消化系统起到破坏作用。而且铅过量还会大大抑制身体对铁、锌的吸收。而维生素C的一个重要功能就是解毒作用，可促进肝脏分解重金属，可直接和铅汞等重金属结合，抑制身体对有害金属的吸收。最后，有很多水果如柑橘类含胡萝卜素较多，可有效的保护宝宝的呼吸系统，这样可减少儿童呼吸道疾病的发生。所以，一定要鼓励宝宝多吃水果，对宝宝的智力提高也有极大的帮助。但是，水果固然营养丰富，也并非多多益善，什么时候该吃什么样的水果，吃多少，怎么吃，都是有讲究的，要特别地注意，不然效果只能适得其反。

🔖 水果不能反季节吃

　　挑吃水果时应选择当季的新鲜水果。现在水果保存方法越来越先进，我们经常能吃到一些反季节品种，冬天吃到夏天的西瓜已经不是什么稀罕事。但有些水果，例如苹果和梨，虽然营养丰富，但是储存时间一长，营养成分就会丢失得厉害。所以，购买水果时首选当季水果，每次买的数量也不要太多，随吃随买，防止水果霉烂或储存时间过长，降低水果的营养成分。挑选时也要选择那些新鲜、表面有光泽、没有霉点的水果。

📖 水果不能随便吃

水果不是吃越多就越好，每天水果的品种不要太杂，每次吃水果的量也要有节制。因为一些水果中含糖量很高，吃多了不仅会造成宝宝食欲不振，还会影响宝宝的消化功能，影响其他必需营养素的摄取。

下面简要介绍食用西瓜、荔枝、香蕉、柿子、柑橘、甘蔗的注意事项。

西瓜在夏日吃起来清凉解渴，是最佳的消暑水果，尤其在宝宝发烧、长口疮、身患暑热症时，但是它也不能过多食用，特别是对于脾胃较弱、腹泻的小孩。如果食用太多，不仅使脾胃的消化能力更弱，还有可能引起腹痛、腹泻。一般而言，给宝宝的食用量以每次100～150克，每天2次为宜。

荔枝汁多肉嫩，口味鲜甜，宝宝也十分喜欢，吃起来就没个够。但是，大量吃荔枝不仅会影响宝宝的三餐饮食，造成其他必需营养素的摄取不足，而且还有可能突然出现头晕目眩、面色苍白、四肢无力、大汗淋漓的症状，如果没有马上就医，便会发生血压下降、晕厥，甚至死亡的可怕后果。这是因为荔枝中含有一种可引起血糖过低而导致低血糖休克的物质。

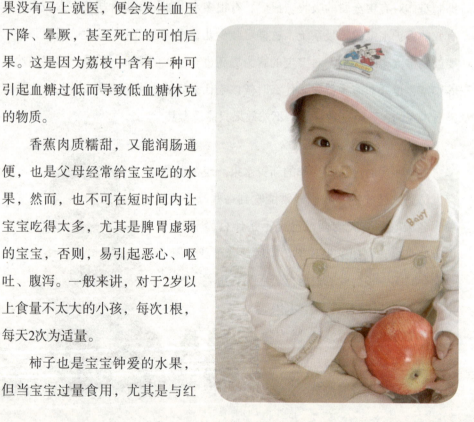

香蕉肉质糯甜，又能润肠通便，也是父母经常给宝宝吃的水果，然而，也不可在短时间内让宝宝吃得太多，尤其是脾胃虚弱的宝宝，否则，易引起恶心、呕吐、腹泻。一般来讲，对于2岁以上食量不太大的小孩，每次1根，每天2次为适量。

柿子也是宝宝钟爱的水果，但当宝宝过量食用，尤其是与红薯、螃蟹一同吃时，便会使柿子里的柿胶酚、单宁和胶质，在胃内形成不能溶解的硬块。这些硬块不仅会使宝宝发生便秘，而且还可能形成胃结石，造成胃部胀痛、呕吐及消化不良。

柑橘中含有大量的柠檬酸、苹果酸，不仅营养丰富，而且还可理气健脾、化痰止咳，有助于治疗呼吸道急慢性感染及消化不良。可是柑橘如果吃得太多也不好，它会使体内的胡萝卜素含量骤增，从而引发胡萝卜素血症，导致食欲不振、烦躁不安、睡眠不踏实等。一般而言，宝宝进食柑橘每天不能超过3个。

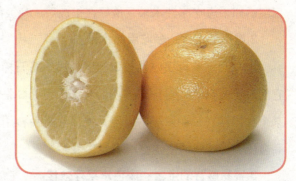

甘蔗中含有大量的蔗糖，进入胃肠道经消化酶分解后，可使体内的血糖浓度增高，血糖浓度超过正常限度往往会促进皮肤上的葡萄球菌生长繁殖，引发皮肤上起小疖肿或痈肿。如果病菌侵入到皮肤深部，还可能引起菌血症。因此，宝宝不可过量吃甘蔗，每天最好不要超过50克。

🔖 水果的最佳食用时间

有些父母认为饭后吃水果可以促进食物消化，这种想法对于成年人来说没错，可对于正在生长发育中的宝宝并不适宜。这是因为，一些水果中有不少单糖物质，虽然说它们极易被小肠吸收，但若是堵在胃中，就很容易形成胃胀气，还可能引起便秘。所以在饱餐之后不要马上给宝宝吃水果。

还有些父母喜欢从早餐开始，就在餐桌上摆放一些水果，认为这时吃水果可以促进食物的消化。事实上，这对于喜欢吃动物性荤腥和油腻食品的人来说的确是很有好处的，但是对宝宝来说也不适合，因为宝宝的胃容量还比较小，如果在餐前食用，就会占据一定的空间，会影响正餐的营养素的摄入。

最佳的做法是，把食用水果的时间安排在两餐之间，或是午睡醒来后，这样，可让宝宝把水果当做点心吃，每次给宝宝的适宜水果量为50～100克。

1.气虚脾虚的宝宝：少吃凉性水果。

气虚，一般是指体弱；而脾虚，是说消化系统比较差，肠蠕动慢。这类小孩越吃寒冷的水果（如梨、西瓜、香蕉、猕猴桃、芒果等），越会降低肠胃蠕动，使肌肉无力，吃多了会因为消化不良而导致腹胀。因此，肠胃功能不好的宝宝，如果想吃凉性水果，最好在午饭后、晚饭前少吃一点，不可过量。

2.虚寒的宝宝：多吃温热水果。

虚寒的宝宝可多吃荔枝、桂圆、桃、番石榴、榴莲、杏等温热水果，因为它们属于温热性，对虚寒体质的宝宝来说无疑是补身佳品。另外，正在发烧或某个身体器官正在发炎的宝宝，要尽量避免食用此类温热水果。桂圆偏热，有高血压、心脏病的宝宝空腹不要贪嘴。

3.容易感冒的宝宝：深色水果疗效佳。

宝宝多吃些颜色深的水果可以起到预防伤风感冒的作用。芒果、黄杏、黄桃等深色水果的维生素C含量都比较高，颜色浅的水果维生素C含量略低些，而维生素C含量比较高的水果还有枣、山楂、橘子、猕猴桃等。维生素C对于抗感冒、增加身体抵抗力能起到很大作用，很多人通过吃维生素C片来补充身体所需，其实不如直接吃水果来得快。

营养锦囊

如果你的宝宝不爱吃水果，不如尝试改变一下水果的形状。能够让宝宝感到耳目一新的做法，也往往是能够调动宝宝味觉的方法。

1.搅拌成泥。

可以用搅拌机把水果搅拌成泥，比如苹果泥、桃泥、杏泥等。制作的过程中，让宝宝帮忙把切成条的水果塞进搅拌机中。宝宝看到自己一条一条放进去的果条，变成了泥状，会感到非常有意思，不禁产生吃的欲望，而且吃起来也充满成就感。

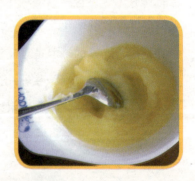

2.打成汁儿。

把水果打成汁，让宝宝尝一尝，甜甜的果汁一般都会比形状不变的水果来得有诱惑力。

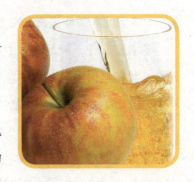

3.做成拼盘。

如果有时间，父母还可以把水果做成一些比较特别的形状。当宝宝看到水果和他平时见到的不太一样时，兴趣就会有了，吃起来也会容易得多。比如，把水果切成瓣，刻成花，或者一些小动物造型，还可以把好几种水果搭配起来，摆成小房子或宝宝喜欢的卡通人物形象。通过这样的造型，把水果变成他们平时比较感兴趣的东西，便极具诱惑力了。

苹果，长在树上的锌

苹果有"智慧果"、"记忆果"的美称。多吃苹果有增进宝宝记忆、提高智能的效果。苹果不仅含有丰富的糖、维生素和矿物质等大脑必需的营养素，而且更重要的是富含锌元素。据研究，锌是人体内许多重要酶的组成部分，是促进生长发育的关键元素。锌通过酶广泛参与体内蛋白质、脂肪和糖的代谢。锌还是构成与记忆力息息相关的核酸与蛋白质的必不可少的元素。缺锌可使大脑皮层边缘部海马区发育不良，影响记忆力，实验也证明，减少食物中的锌，儿童的记忆力和学习能力受到严重障碍。锌还与产生抗体、提高人体免疫力等有密切关系。

1.宝宝吃苹果能提高宝宝智力。

苹果富含锌，锌是人体中许多重要酶的组成成分，是促进生长发育的重要元素，尤其是构成与记忆力息息相关的核酸及蛋白质不可缺少的元素，常常吃苹果可以增强记忆力，提高智力。

2.吃苹果保护心脏。

苹果中所含的纤维、果胶、抗氧化物等能降低体内坏胆固醇并提高好胆固醇含量，所以每天吃个苹果不容易得心脏病。法国人做过一项实验，让一组身体健康的中年男女每日进食两三个苹果，一个月后，量度他们体内胆固醇水平，发现80%的人血中低密度脂蛋白胆固醇（1D1又叫坏胆固醇）都降低了，同时，高密度脂蛋白胆固醇（HD1即好胆固醇）却有所增加。苹果中还含硼，硼是一种有助于保持骨密度和保护心脏的矿物质。

3.预防缺铁性贫血。

宝宝容易出现缺铁性贫血，而铁质必须在酸性条件下和在维生素C存在的情况下才能被吸收，所以吃苹果对小孩的缺铁性贫血有较好的防治作用。

4.营养肌肤。

苹果中含有镁，镁可以使皮肤健美，红润光泽，再加上苹果中富含胡萝卜素、多种维生素和铁质，常食苹果可营养皮肤。

5.降低血压，调节血糖。

苹果富含钾盐，可将人体血液中的钠盐置换出来并排出体外，从而降低血压，另外，果胶还能促进胃肠道中的铅、汞、锰的排放，调节机体血糖水平，预防血糖的骤升骤降。这些对宝宝的身体健康都很有帮助。

此外，苹果中的含钙量比一般水果丰富，有助于代谢掉体内多余盐分。苹果酸可代谢热量，防止宝宝发胖。

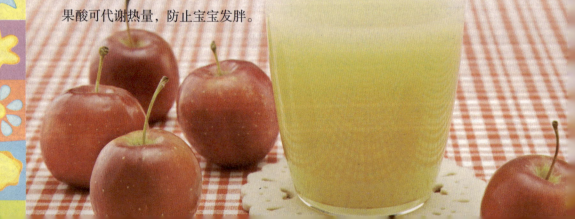

苹果含有如此丰富的营养，被科学家称为"全方位的健康水果"，对宝宝的身体健康更是好处多多，那么你现在是否急于了解，它怎么吃才是最营养的呢？它的食用是否有一些宜忌呢？下面将对苹果的食用做一些介绍。

1.生吃苹果。

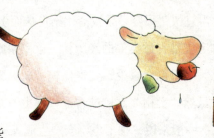 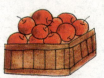

新鲜的苹果表皮发黏，并且能看到一层白霜，这并不是因为打过蜡，而是一层天然的蜡性物质，能够保护苹果。另外，有些苹果吃起来像加了蜜般香甜，这是因为受到阳光的充分照射后，在果实中形成一种特殊的糖类，这种糖渗透压很高，能够吸收周围组织的水分，所以吃起来就像加了蜜一样。生吃苹果，除了能获得以上效益外，还能调理肠胃，因为它的纤维质丰富，有助排泄。另一方面，泄泻的人吃它也有好处，因为苹果酸具收敛作用，但需注意，如属脾胃虚寒型的慢性泄泻，则需将苹果用锡纸包裹，先蒸熟或煨熟才吃。

2.空腹吃苹果无禁忌。

苹果的吃法在时间或是否是空腹的问题上并没有太多禁忌，只要胃肠功能没有问题就可以。早晨空腹吃苹果是可以的，因为昨晚饭后至当日早餐前一般超过10个小时未进食，肝糖基本耗尽，一般都处于饥饿状态，空腹吃苹果一个，果糖很快便转化为葡萄糖，被人体吸收，约半小时后，自感精力充沛，空腹吃苹果，还可使胆汁分泌流动，不让胆汁在胆囊里聚集时间过长，防止胆结石。而且，苹果空腹吃可助消化。另外，苹果最好晚上睡觉前1小时吃，不仅可消除口腔内细菌，改善肾脏功能，还有助于入睡，不易失眠。

3.苹果不宜和海味同食。

苹果不宜与海味同食。苹果中含有鞣酸，与海味同食不仅降低海味蛋白质的营养价值，还易发生腹痛、恶心、呕吐等。同样道理，其他含鞣酸多的水果，如草莓、杨梅、柿子、石榴、柠檬、葡萄、酸柚等，都不宜与海味同食。

4.吃苹果应细嚼慢咽。

吃苹果不宜过快，因为苹果在嘴里咀嚼的时间长可以分泌出比较多的唾液和胃液，有利于促进人体对苹果营养元素的吸收和消化。从营养学的角度讲，并不提倡狼吞虎咽的吃法。对于胃肠道不大好的宝宝，尤其需要注意吃苹果的速度问题。吃得过快，很容易导致消化不良从而引发身体不舒服的感觉。

或许你和宝宝都有过类似的经历：一个苹果吃的时间长了，被咬掉的表面便会呈现黄色，水量也会减少，变得比较"软"，不那么脆了。这其实是苹果氧化的结果。虽然"卖相"比较难看，口感也不是特别好，但其实它的营养元素并没有丢失，一般来说，吃了也不会产生危害。

营养锦囊

1.苹果中的维生素和果胶等有效成分多含在皮和近皮部分，所以应该把苹果洗干净食用，尽量不要削去表皮。另外，挑选苹果时优选无农药和低农药的苹果。

2.如果一个苹果能够15分钟吃完，则苹果中的有机酸和果酸就可以把口腔中的细菌杀死。

3.苹果所放出的乙烯有催熟其他水果的作用，如果将未熟的猕猴桃或者梨放入装有苹果的塑料袋里，猕猴桃和梨就容易软化。但是，如果将苹果和其他成熟水果、蔬菜放在一起则会加速其腐烂，所以应该避免。

4.苹果切后或剥皮后可以用淡盐水浸泡，或者撒上柠檬汁防止变色。

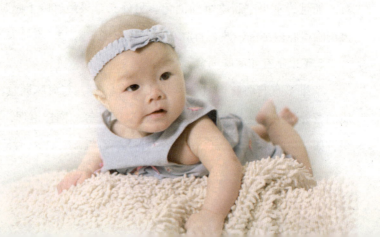

宝宝不宜多吃柑橘

2008年，在国际柑橘大会上，美国营养学专家明确指出，柑橘营养无可替代，它富含维生素C等37种人体必需的元素，成为人体最需要的水果之一，但是它也是典型的高热量低脂肪的水果。儿童过量食用橘子，所产生的热量即不能转化为脂肪贮存在体内，又不能及时消耗，便会由积聚引起"上火"，表现为口腔炎、牙周炎、咽喉炎和便秘等。这是因为橘子是补血益气的食品，而儿童的体质常常是"阴常不足，而常有余"，柑橘使"血气"更盛，便会出现"上火"现象。因此儿童不能多食柑橘。

柑橘好处面面观

1. 柑橘富含各种营养素，特别是维生素C。

柑橘除果汁丰富、酸甜适中、芳香可口外，还含有丰富的糖类、有机酸、矿物质、纤维素、蛋白质、氨基酸和多种维生素，特别是维生素C含量较其他水果高。

维生素C为人体生命活动中不可缺少的物质，对人体起着重要的作用。人体所需的维生素C，90%是从水果、蔬菜中获取，每人每天大约补给50毫克维生素C，因此，柑橘果实是人体最好的维生素C来源。

不仅如此，我们知道维生素P具有调节渗透压，增强毛细血管抗性的功效，但需与维生素C同时存在

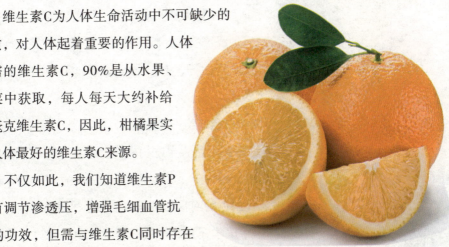

才能发挥其作用，因此，兼含维生素C和维生素P的柑橘果实具有很高的营养价值。

2.防治宝宝糖尿病、高血压等疾病。

柑橘果实中含量丰富的柠檬酸不仅可作为能量代谢物质，而且可与钙离子结合生成一种可溶性络合物，从而缓解钙离子起促进血液凝固的作用。医学证明，常饮用鲜柠檬汁可防治糖尿病、高血压心肌梗死等疾病。

3.调节体内酸碱平衡。

柑橘中还含有多种矿物质，矿物质具有调节细胞渗透压和亢进的能力，能强健骨骼、牙齿和神经组织，并起到调节人体内酸碱平衡的作用，对保持宝宝身体健康确实好处多多。

但是，吃柑橘也有一定的讲究，进食过多或者不正确的进食柑橘对宝宝都会造成一定的伤害。

■ 柑橘怎么吃最有营养?

1.吃柑橘不宜过量。

宝宝吃柑橘要有一个合理的限定，据研究，每天吃3个橘子，就能满足人体一天对维生素C的需要量。若食用过多，就会摄入过量的维生素C，使得体内代谢的草酸增多，引发尿结石、肾结石。另外，柑橘吃得过多，而肝脏不能将体内过多的胡萝卜素转化为维生素A，就会使体内的胡萝卜素含量骤增，从而引发胡萝卜素血症，其表现为食欲不振、烦躁不安、睡眠不踏实，还伴有夜惊、啼哭、说梦话等，有时甚至手掌、足底的皮肤都发黄。

2.和白色筋络一起吃。

许多父母给宝宝吃柑橘时，都喜欢将橘瓣外白色的筋络扯得一干二净，其实，这种吃法是不科学的。橘瓣外白色的网状筋络通常被称之"橘络"。无论从中医学还是从现代营养学的角度来讲，橘络对人体的健康都是非常有益的，撕扯掉筋络吃柑橘有些可惜。

3.饭前或空腹时不宜吃柑橘。

饭前或空腹吃柑橘时，柑橘中的有机酸会刺激胃壁的黏膜，对胃不利，所以饭前或空腹时最好不要给宝宝吃橘子。

4.柑橘不宜与牛奶同食。

柑橘若与牛奶同食，牛奶中的蛋白质易与柑橘中的果酸和维生素C发生反应，凝固成块，不仅影响消化吸收，还会引起腹胀、腹痛、腹泻等症状。因此，吃橘子的前后1小时内不宜喝牛奶。

5.柑橘不宜与萝卜同食。

橘子、萝卜都在秋、冬上市，二者难免会经常在餐桌上"相会"。但需要提醒父母的是，宝宝吃完白萝卜后不要立即给宝宝吃橘子。这是因为白萝卜含酶类较多，被人体摄入后会迅速产生一种硫氰酸盐，并很快代谢产生一种抗甲状腺物——硫氰酸，它可阻止甲状腺摄取碘，抑制甲状腺素的形成。而橘子中含有类黄酮物质，在肠中被细菌分解后，可转化为羟苯甲酸及阿魏酸，它们能加强硫氰酸抑制甲状腺的作用。因此，若二者经常一同食用，会诱发或导致甲状腺肿瘤。

6.有些宝宝吃多了柑橘会上火。

有些宝宝吃橘子过多还会出现中医所说的"上火"表现，口舌生疮、咽干喉痛、大便秘结等，所以，建议小孩不要多吃橘子。若吃多了，应停食1~2周再吃。

宝宝 营养锦囊

1.橘子内侧薄皮含有膳食纤维及果胶，可以促进通便，并且可以降低胆固醇。

2.风寒咳嗽、痰饮咳嗽的宝宝不适宜食用柑橘。

3.柑橘的果肉、皮、核、络均可入药。橘皮是一味理气、除燥、利湿、化痰、止咳、健脾、和胃的要药；刮去白色内层的橘皮表皮称为橘红，具有理肺气、祛痰、止咳的作用；橘瓣上的筋膜称为橘络，具有通经络、消痰积的作用，可治疗胸闷肋痛、肋间神经痛等症；橘子核可治疗腰痛、疝气痛等症；橘叶具有疏肝作用，橘肉具有开胃理气、止咳润肺的作用，常吃橘子，对津液不足、消化不良、慢性胃病等有一定的疗效。

（4）损伤津液引起口唇干渴时，可以多饮一些橘子汁，既可补充水分，又能增加营养。

（5）一般来说，形状扁平、表皮比较平缓、颜色越深的柑橘就越甜。所谓表皮比较平缓，指的是柑橘表皮的小颗粒细而密。如果这些颗粒凹凸不平，而且摸起来很粗糙，它的果肉就没有什么味道。

宝宝吃香蕉的注意事项

香蕉的营养价值很高，不但是很美味的水果，而且可以改善肌肤。其果肉松软，香甜可口。传说，佛祖释迦牟尼因为吃了香蕉而变得很智慧，所以也叫做"智慧之果"，所以，香蕉是很好的益智水果。香蕉中，每100克果肉中含碳水化合物20克、蛋白质1.2克、脂肪0.6克，此外，还含多种微量元素和维生素，其中，维生素A能促进生长，增强对疾病的抵抗力，是维持正常的生殖力和视力所必需的；硫胺素能抗脚气病，促进食欲、助消化，保护神经系统；核黄素能促进宝宝正常生长和发育。总之，香蕉能供给宝宝均衡的营养，是不错的营养水果。

■ 宝宝吃香蕉的好处

1.降低胆固醇血清。

胆固醇过高会引起冠心病，香蕉的果柄具有降低胆固醇的作用。

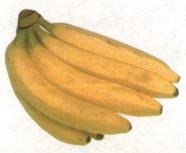

2.降低血压。

血压和心脑血管疾病者体内往往"钠"多而"钾"少，而香蕉中含有丰富的钾离子，钾离子有抑制钠离子收缩血管和损坏心血管的作用，故而香蕉可维持体内的钠钾平衡和酸碱平衡，使神经肌肉保持正常、心肌收缩协调。

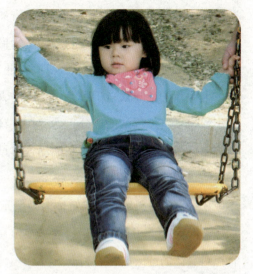

3.抗忧郁并助眠。

香蕉富含天然钾，可以抑制引发高血压、心血管疾病的钠，维持正常血压和心脏功能，还富有让人远离忧郁的维生素B_6及抗紧张的矿物质镁，也是人体必不可少的基酸——色氨酸的来源，色氨酸和维生素B_6、烟碱酸及镁一起作用，是人体制造血清素的主要原料，具有抗忧郁、镇定、安眠之功效。

🍴 香蕉这样吃最有营养

香蕉虽然营养丰富，有很多药用价值，但是食用时也有许多应该注意的地方，如果不深入了解它的特点，采用正确的食用方法，则容易适得其反，不仅起不到补益健康的作用，还可能带来不良影响。

1.宝宝空腹不宜吃香蕉。

香蕉中有较多的镁元素，镁是影响心脏功能的敏感元素，对心血管产生抑制作用。空腹吃香蕉会使宝宝身体中的镁骤然升高而破坏血液中的镁钙平衡，对心血管产生抑制作用，不利于宝宝身体健康。

2.未熟透的香蕉非但不能润肠通便还易致便秘。

在日常生活中，很多父母都认为吃香蕉能够起到润肠通便的作用，所以有些父母会经常给便秘的宝宝吃香蕉，这是正确的，但是要注意并非所有的香蕉都具有润肠作用，只有熟透的香蕉才能有上述功能，多吃了生的香蕉不仅不能通便，反而会加重便秘。

大家都知道，香蕉未成熟时，外皮呈青绿色，剥去外皮，涩得不能下咽。

熟透了的香蕉，涩味一扫而净，软糯香甜，深受宝宝的喜爱。香蕉是热带、亚热带的水果，为了便于保存和运输，采摘香蕉的时候，不能等它熟了，而是在香蕉皮青绿时就得摘下入库。我们在北方吃到的香蕉都是经过催熟后才成熟的。生香蕉的涩味来自于香蕉中含有的大量鞣酸。当香蕉成熟之后，虽然已尝不出涩味了，但鞣酸的成分仍然存在。鞣酸对消化道具有非常强的收敛作用，会抑制胃肠液分泌并抑制胃肠蠕动，典型的是宝宝吃过香蕉之后，非但不能帮助通便，反而可发生明显的便秘。

3.过量吃香蕉可引起宝宝体内微量元素比例失调。

香蕉是香糯可口的水果，有些宝宝喜欢一次大量食用。殊不知，过量食用香蕉对身体的健康非常不利。

香蕉中含有较多的镁、钾等元素，这些矿物质元素虽然是人体健康所必需的，但若在短时间内一下子摄入过多，就会引起血液中镁、钾含量急剧增加，造成体内钾、钠、钙、镁等元素的比例失调，对健康产生危害。此外，多吃香蕉还会因胃酸分泌大大减少而引起胃肠功能紊乱和情绪波动过大。因此，香蕉不宜过量食用。

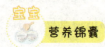

宝宝
营养锦囊

1.香蕉容易因碰撞挤压受冻而发黑，这是因为经碰撞挤压受冻后，香蕉表皮的细胞容易被破坏，于是里面的氧化酶素被空气中的氧气氧化，生成了一种黑色的物质，而发黑的香蕉在室温下很容易滋生细菌，最好丢弃。

2.香蕉不宜放在冰箱内存放，在12～13℃即能保鲜，温度太低，反而会使它"感冒"，应该把香蕉放进塑料袋里，再放一个苹果，然后尽量排出袋子里的空气，扎紧袋口，再放在家里不靠近暖气的地方，这样香蕉至少可以保存一个星期左右。

3.胃酸过多的宝宝不宜吃香蕉，胃病、消化不良、腹泻的宝宝也应少吃。

4.若宝宝手足因寒冷出现皲裂现象，可将香蕉皮内面擦拭患处，连续几天后，可使皮肤滑润起来。

父母应该了解葡萄的秘密

葡萄含有丰富的营养物质，被誉为"水果皇后"，它除了含有60%以上的游离水和胶体结合水、化合水外，还含有碳水化合物、有机酸、矿物质、氨基酸以及多种维生素。据研究表明，葡萄中的果酸有助于消化，适当多吃些葡萄，可健脾和胃；葡萄中的矿物质钙、钾、磷、铁、多种维生素（B_1、B_2、B_6、C和P等）和人体所需的氨基酸对神经衰弱、疲劳过度大有裨益。若把葡萄制成葡萄干（糖和铁的含量相对高），更是宝宝和体弱贫血者的滋补佳品。

📋 宝宝吃葡萄有哪些好处？

1.吃葡萄有助于睡眠。

意大利科学家对葡萄作了相关研究，研究发现，吃葡萄有助于睡眠。研究人员共对8种葡萄汁进行了检测，发现其中含有睡眠辅助激素——褪黑素。褪黑素是大脑中松果腺分泌的物质，可以帮助调节睡眠周期，并能治疗失眠。夜晚时褪黑素水平上升是睡眠的信号，黎明时下降则是醒来的信号。所以，睡眠质量不好的宝宝可以适量吃一些葡萄以帮助睡眠。

2.清除体内自由基。

葡萄中含的类黄酮是一种强力抗氧化剂，可抗衰老，还可清除体内自由基。

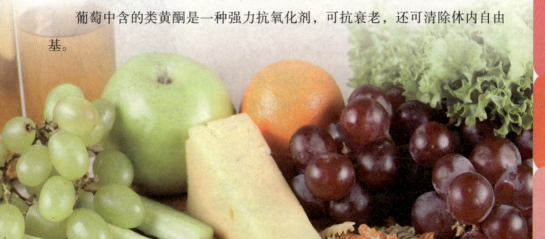

3.葡萄中的糖分易被人体吸收，可缓解低血糖症状。

葡萄的糖分含量很高，而且主要是葡萄糖，容易被人体直接吸收，特别是当人体出现低血糖时，若及时饮用葡萄汁，可很快使症状缓解。

4.帮助体弱宝宝补虚健脾。

葡萄还是一种滋补食品，具有补虚健胃的功效。身体虚弱、营养不良的人，多吃些葡萄或葡萄干，有助于恢复健康，因为葡萄中含有蛋白质、氨基酸、卵磷脂、维生素及矿物质等多种营养成分。

🟫 葡萄怎么吃才有营养

1.吃完葡萄不能立刻喝水。

吃葡萄后不能立刻喝水，否则，不到一刻钟就会腹泻。因为葡萄本身有通便润肠之功效，吃完葡萄立即喝水，胃还来不及消化吸收，水就将胃酸冲淡了，葡萄与水、胃酸急剧氧化、发酵、加速了肠道的蠕动，就产生了腹泻。不过，这种腹泻不是细菌引起的，泻完后会不治而愈。

2.吃完葡萄不能立刻喝牛奶。

葡萄里含有维生素C，而牛奶里的元素会和葡萄里所含的维生素C反应，对胃伤害很大，二者同食轻者会腹泻，重者会呕吐。所以刚吃完葡萄不可以立即喝牛奶，最好吃完葡萄过30分钟后再喝。

3.吃葡萄不要吐葡萄皮。

"吃葡萄不吐葡萄皮"不只是一句调侃绕口令，更是一句科学饮食的训言。

一般人在吃葡萄时，因为葡萄皮有涩味，会把皮吐掉，这会流失很大一部分来自葡萄皮的营养。营养学家发现，葡萄皮中含有比葡萄肉和葡萄籽中更丰富的白藜芦醇，白藜芦醇能预防心脑血管疾病和抗癌。另外，葡萄皮中还含有丰富的纤维素、果胶质和铁等，可以补足宝宝饮食中缺乏的营养。所以，营养学家建议，吃葡萄不要吐葡萄皮，整粒入口，连皮带籽一起吃，营养才会达到"百分百"，不过要在食用前充分洗净果皮才卫生。

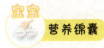

1.除了葡萄外，香蕉、大枣等几种水果也具有安神、促进睡眠的功效。

2.食用葡萄后应间隔4小时再吃水产品为宜，以免葡萄中的鞣酸与水产品中的钙质形成难以吸收的物质，影响健康。

3.吃葡萄要适量，多食易生内热，或致腹泻。

4.清洗葡萄的新方法：

（1）腐烂的葡萄，先挑除不要。

（2）用剪刀将蒂头与果实交接处小心剪开。不要剪到皮（破皮容易污染到果肉），也不要留一小断梗在果实之外。（留梗的葡萄，除了不易洗净以外，也容易刺伤其他的葡萄果皮），更不可以用拔的，因为会留下一个洞，果肉容易腐烂。剪完的枝梗，可以看到与葡萄交接处平滑完整。如果用拔的，会将果实的纤维拉出，伤了葡萄。

（3）挤适量牙膏在手上，双手搓一搓，再轻轻搓洗葡萄，可清除葡萄上面白白的脏东西（掺杂有蜘蛛丝、渗液、昆虫时不可食用，一定要洗干净才能食用，特别是打汁饮用时），洗葡萄的过程一定要快（5分钟以内），免得葡萄吸水胀破，容易烂掉。

（4）倒掉脏水，用清水冲洗至没有泡沫为止。

（5）用筛子沥干水。

（6）用一个平底锅的锅盖，铺上一条干净的毛巾，将沥干的葡萄倒入其中，一次大约一层葡萄的厚度。双手握好平底盘，前后摇动，使葡萄均匀滚动。如此一来，残存的水分就可以吸干了。

（7）倒入干燥的碗盘中，放入冰箱，随时可食，可以保存2~3天。

荔枝，宝宝尝鲜勿贪食

荔枝营养丰富，含葡萄糖、蔗糖、蛋白质、脂肪以及维生素、叶酸、精氨酸、色氨酸等各种营养素，对人体健康十分有益。但是，给宝宝吃荔枝，千万不要学古人"日啖荔枝三百颗"。大量食用鲜荔枝，会导致宝宝血糖下降、口渴、出汗、头晕、腹泻，甚至出现昏迷和循环衰竭等症，医学上称为"荔枝病"，即低血糖症。所以，给宝宝吃荔枝忌贪多。

🧺 荔枝对宝宝有哪些好处？

1.荔枝所含丰富的糖分具有补充能量，增加营养细胞的作用，研究证明，荔枝对宝宝大脑组织有补养作用。

2.荔枝肉含丰富的维生素C和蛋白质，有助于增强宝宝免疫功能，提高抗病能力。

3.荔枝拥有丰富的维生素，可促进宝宝微细血管的血液循环。

4.荔枝有消肿解毒、止血止痛的作用。

不过荔枝属湿热之品，尽管营养丰富、美味可口，却不能给宝宝多吃。广东人有一句话"一只荔枝三把火"，也正说明了这一点，特别是对于宝宝和某些特殊体质的人而言。

🧺 吃出荔枝的营养

宝宝多食荔枝，易得"荔枝病"。每年荔枝大量上市的季节都会有不少"荔枝病"患者到医院就诊。"荔枝病"实际上是低血糖，因为荔枝中含有降低血糖的物质。患者多在清晨3～8点突然发病，发病的主要症状是头晕、出汗、面色苍白、乏力及心悸，部分患者会出现口渴、饥饿、腹痛和腹泻等表现。病情重者在发病数分钟至1小时内可突然昏迷，并带有轻度发热。根据流行病学调查，一般连续1星期，每天吃2千克荔枝的人就有可能得"荔枝病"，发病者多为宝宝。除了可能导致"荔枝病"之外，由于荔枝性温热，多吃还会口舌生疮，口臭口干，甚至流鼻血。

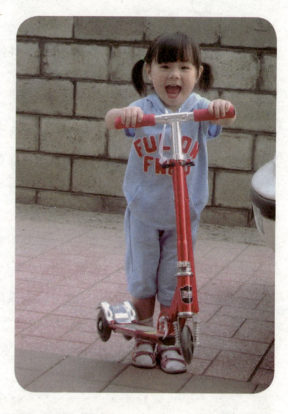

所以，宝宝吃荔枝要相当注意食用量和方法。专家建议正确吃荔枝的方法：在吃荔枝前后适当喝点盐水、凉茶或绿豆汤，或者把新鲜荔枝去皮浸入淡盐水中，放入冰柜里冰后食用。这样不仅可以防止虚火，还具有醒脾销滞的功效。

另外，用荔枝壳煎水喝，能解荔枝热。宝宝一次不要超过5枚。不要空腹吃荔枝，最好是在饭后半小时再食用。因进食荔枝而引起低血糖者，要适量补充糖水，症状严重者要及时送医院进行治疗。

宝宝营养锦囊

1.对荔枝过敏或阴虚火旺的宝宝要禁食或慎食荔枝。

2.假如宝宝荔枝吃多了，可服用以下一款茶，可收"降火"之效：

用玄参3钱（9克），麦冬3钱（9克），灯芯花3个，以3碗水煎成一碗；或者吃性寒的西瓜，喝一碗荷叶冬瓜水，也可稍降过盛之火。

3.选购优质荔枝的方法：

第一章 第二章 第三章 第四章 第五章 第六章 第七章 第八章 附录一 附录二

（1）观其大略。

从外表看，新鲜荔枝的颜色一般不会很鲜艳，那种色泽极为艳丽不见一点杂色的荔枝，很可能是不良商贩人为处理过的。

（2）投石问路。

挑选时可以先在手里轻捏，好荔枝的手感应该发紧而且有弹性，如果手感发软或感觉荔枝皮下有空洞，不为钱包考虑也要为宝宝身体考虑，还是不要冒险为好。

（3）以貌取胜。

俗话说透过现象看本质，要选到肉厚核小的荔枝，就要选那些顶尖偏尖的荔枝，那些顶尖偏圆的荔枝一般核比较大。如果表皮上的"钉"密集程度比较高，说明荔枝还不够成熟，反之就是一颗成熟的荔枝。如果荔枝外壳的龟裂片平坦、缝合线明显，味道一定会很甘甜。

宝宝吃猕猴桃要慎防过敏

猕猴桃又叫奇异果，它含有丰富的维生素C、维生素A、维生素E以及钾、镁、纤维素之外，还含有其他水果比较少见的营养成分——叶酸、胡萝卜素、钙、黄体素、氨基酸、天然肌醇。奇异果的钙含量是葡萄柚的2.6倍、苹果的17倍、香蕉的4倍，维生素C的含量是柳橙的2倍。因此，它的营养价值远超过其他水果。对于儿童来说，奇异果所含的精氨酸等氨基酸，能强化脑功能及促进生长激素的分泌，对于提高儿童的智力有很大帮助。

🧺 猕猴桃有哪些营养？

1.降低胆固醇。

猕猴桃外皮除含有丰富果胶，可降低血中胆固醇外，更包含整个果实中80%的营养，因此食用时果皮最好不要扔掉。猕猴桃中所含纤维，有1/3是果胶，特别是皮和果肉接触的部分，果胶可降低宝宝血液中胆固醇浓度，预防心血管疾病。

2.改善睡眠质量。

据研究显示，猕猴桃被认为是营养密度最高的水果，每天吃点猕猴桃，可补充宝宝身体中的钙质，

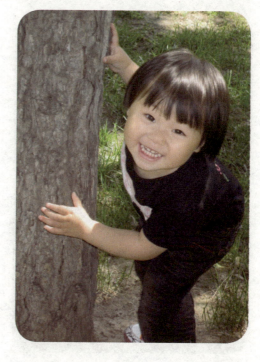

增强人体对食物的吸收力，还能促进肠胃蠕动，减少肠胃胀气，改善睡眠状态。

3.富含维生素C。

最值得一提的是，猕猴桃中所含的维生素C十分丰富，每100克鲜果中含有维生素C100～400毫克，有的品种高达300毫克以上，比柑橘高5～10倍，比苹果和梨高20～30倍，比西红柿高15～32倍，比桃高17～70倍，有的人称它为"VC之王"。

4.促进宝宝生长发育。

猕猴桃属低脂低热量水果，含有丰富的叶酸、膳食纤维、低钠高钾等，还含有多种氨基酸，像麸氨酸及精氨酸这两种氨基酸可作为脑部神经传导物质，促进生长激素分泌，对宝宝的生长发育有一定好处。但是，宝宝吃猕猴桃也有禁忌，有些宝宝吃后甚至会产生过敏现象。

🧺 吃猕猴桃的注意事项

1.吃了猕猴桃别马上喝牛奶。

猕猴桃不宜与牛奶同食。因为猕猴桃中富含的维生素C，易与奶制品中的

第一章 第二章 第三章 第四章 第五章 第六章 第七章 第八章 附录一 附录二

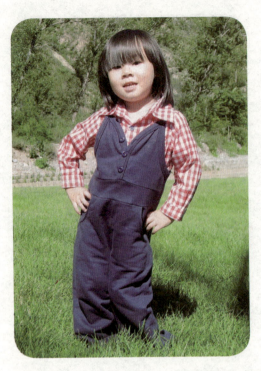

蛋白质凝结成块，不但影响消化吸收，还会使人出现腹胀、腹痛、腹泻，所以食用富含维生素C的猕猴桃后，一定不要马上喝牛奶或吃其他乳制品。另外，猕猴桃性寒，不宜多食，脾胃虚寒者应慎食，腹泻者不宜食用。

2.烧烤后可适当吃猕猴桃。

常吃烧烤食物能使癌症的发病率升高，因为烧烤食物下肚后会在体内进行硝化反应，产生出致癌物。而猕猴桃中富含的维生素C作为一种抗氧化剂，能够有效抑制这种硝化反应，防止癌症发生。所以如果宝宝禁不住美食所惑，或者因为某些原因不得不"烤"一顿，那么建议餐后吃上一颗猕猴桃。

3.宝宝慎吃猕猴桃防过敏。

英国一次科学调查研究显示，宝宝食用猕猴桃过多会引起严重的过敏反应，甚至导致虚脱。这项研究显示，5岁以下的小孩最容易产生猕猴桃过敏反应。在300名被调查者中有80名小孩，其中2/3的宝宝在第一次吃猕猴桃时会有不良反应（其中有两个4个月大的婴儿和1个1岁大的宝宝反应过于强烈，不得不入院治疗），其不良反应包括口喉瘙痒、舌头膨胀等。被调查者共有41人，其中40%低于5岁的宝宝在食用猕猴桃后产生了呼吸困难和虚脱的严重症状，但没有因食用猕猴桃导致的死亡病例报告。

所以专家建议，父母们给宝宝吃猕猴桃时，把猕猴桃压榨成新鲜果汁要比切成片吃安全。

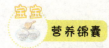

宝宝营养锦囊

1.猕猴桃果肉中的黑色颗粒部分含有丰富的维生素E，可以防止发生黄斑部病变。

2.猕猴桃属于富含膳食纤维的低热量低脂肪食品，每颗猕猴桃中仅有45卡热量，不仅能降低胆固醇，促进心脏健康，而且可以帮助消化，快速清除体内堆积的有害代谢物，有效地预防和治疗便秘和痔疮。

3.最新的医学研究表明，忧郁症有生理学基础，它跟一种大脑神经递质缺乏有关。猕猴桃中含有的血清促进素具有稳定情绪、镇静心情的作用，另外它所含的天然肌醇，有助于脑部活动，因此能帮助忧郁者走出情绪低谷。

4.人类不能于体内自行制造维生素C，想得到维生素C别无他法，只有不断补给，最直接的方法就是食用含有维生素C的食物，而猕猴桃应该是首选的水果。但猕猴桃性质寒凉，脾胃功能较弱的宝宝食用过多会导致腹痛腹泻，故脾胃虚寒的宝宝应少食。

多吃菠萝能提高记忆力

菠萝，又叫凤梨，果顶有冠芽，性喜温暖，是热带和亚热带地区的著名水果。它果形美观，汁多味甜，有特殊香味，是深受人们喜爱的水果。

不仅如此，它还含有丰富的营养素，其成分包括糖类、蛋白质、脂肪、维生素A、维生素B_1、维生素B_2、维生素C、蛋白质分解酵素及钙、磷、铁、有机酸类、尼克酸等，尤其以维生素C含量最高。据专家研究表示，其丰富的营养素不仅有助于宝宝智力发育和生长发育，其突出的特点还在于它能提高宝宝的记忆力。

菠萝的营养价值

1.菠萝能提高宝宝记忆力。

菠萝含有很多维生素C和微量元素锰，而且热量少，常吃有生津、提神、提高记忆力的作用，也有人称它是能够提高记忆力的水果。菠萝常是一些音乐家、歌星和演员最喜欢的水果，因为他们要背诵大量的乐谱、歌词和台词。同样的，处于学习阶段的宝宝，每天要记住大量的知识，父母们可以适当在其菜谱上多增加些菠萝，比如菠萝饭。

科学研究表明，菠萝是最能提高记忆力的水果之一，它的功效只有胡萝卜等少数蔬菜水果能与之抗衡。

2.菠萝富含多种营养素。

菠萝汁液丰富，纤维柔脆，酸甜适中，芳香可口。菠萝含有丰富的多糖、有机酸、维生素及钙、磷、铁、钾等元素，还含有蛋白质、脂肪及食物纤维等，它几乎包含了所有人体所需的维生素，16种天然矿物质。菠萝属低热量水果，180克菠萝只含70卡热量，且不含脂肪。

3.菠萝有助消化，还能减少宝宝对脂肪的吸收。

菠萝还有一个特点，即它含有一种天然消化成分，称菠萝酵素。菠萝酵素有类似于木瓜酵素的作用，能分解蛋白质，有效地酸解脂肪，促进肠胃蠕动，特别是能帮助肉类蛋白质消化。因此，它减少了人体对脂肪的吸收。

4.菠萝有开胃的效用。

菠萝的诱人香味是来自其成分中

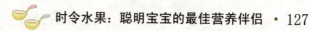
的酸丁酯，该香味能刺激宝宝唾液分泌
及促进食欲的功效。

5.菠萝对炎症有一定疗效。

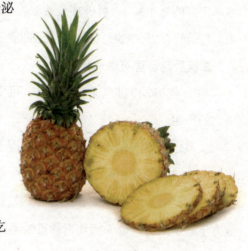

菠萝含有一种叫"菠萝朊酶"的
物质，"菠萝朊酶"有溶解阻塞于
组织中的纤维蛋白质和血凝块的作
用，能改善局部的血液循环，消除
炎症和水肿。如果宝宝有炎症和水
肿，不妨在积极治疗的同时，适当多吃
一些菠萝，可以起到一定的辅助作用。

6.菠萝能消除宝宝感冒。

发烧、咳嗽、嗓子疼是感冒最明显的症状，除了让宝宝躺在床上安静地休
息，不妨给宝宝饮用一杯新鲜的菠萝汁，它有降温的作用，并能有效地降低支
气管的疼痛程度。经医学研究，自古以来，人类就常常凭借菠萝中含有的菠萝
蛋白酶来舒缓嗓子疼和咳嗽的症状。

📖 菠萝这样吃最有营养

1.不宜与菠萝同食的食物。

（1）富含蛋白质的牛奶和鸡蛋。

菠萝不宜与蛋白质丰富的牛奶、鸡蛋同时食用。因为菠萝含有较多的果
酸，和牛奶、鸡蛋等含蛋白质丰富的食品一起食用，果酸会使蛋白质凝固，影
响宝宝对蛋白质的消化吸收。

（2）萝卜。

菠萝不宜与萝卜一起食用。因为萝卜含有维生素C酵酶，可破坏食物中的
维生素C，和菠萝一起食用，还可促使菠萝所含的类黄酮物质在宝宝肠道内转
化为二羟苯甲酸和阿魏酸，两种物质具有很强的抑制甲状腺功能的作用。另
外，服用铁剂时也不宜食用菠萝。

（3）维生素K及磺胺类药物。

如果宝宝服用了维生素K及磺胺类药物时，宝宝不宜食用菠萝。因为菠萝中

含有丰富的维生素C，可破坏分解维生素K。而且，菠萝为含酸性物质较多的水果，与磺胺类药物同时食用后可使磺胺类药物在泌尿系统形成结晶而损害肾脏。

2.饭后吃菠萝可助消化。

如果宝宝吃得过饱或消化不良，可以给他适当地吃些菠萝。因为菠萝有助消化的作用。

菠萝之所以有助于消化，主要是因为其中所含的菠萝蛋白酶在起作用。新鲜菠萝中含有的蛋白酶，这种酶在胃中可以分解蛋白质，补充人体内消化酶的不足。因此餐后吃些菠萝，能开胃顺气，解油腻，帮助消化。除此之外，菠萝含有丰富的膳食纤维，能让胃肠道蠕动更顺畅。

3.菠萝怎么吃才健康。

菠萝是一种不娇气的水果，吃法多种多样，而且不管怎么吃都很可口，既能用来制作成果汁、蜜饯食品，又能用来入菜。若用菠萝入菜，其芳香和酸味很能促进食欲和消除疲劳。但是要注意，菠萝不适宜过多生吃。大量食用未经处理的生菠萝，第一容易降低宝宝味觉，刺激口腔黏膜；第二，容易导致宝宝摄取过多菠萝蛋白酶，对这种蛋白酶过敏的宝宝，会出现皮肤发痒等症状。菠萝之所以会刺激口腔黏膜，降低味觉，是因为菠萝中含有甙类物质，甙类物质对舌头和口腔表皮有特殊的刺激作用，而食盐却能控制住菠萝酶的活动。

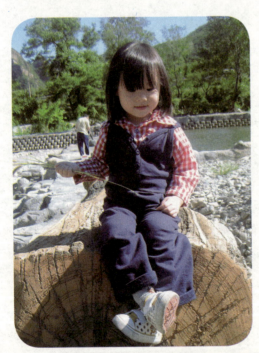

因此父母在给宝宝食用菠萝前应先将果皮和果刺修净，再将果肉切成块状，在稀盐水或糖水中浸泡10分钟左右，浸渍出其甙类物质再吃，这样可以破坏菠萝蛋白酶的致敏结构，以消除对口腔黏膜造成的刺激。

另外，食盐水对菠萝蛋白酶所

引起的"菠萝病"还有一定的预防作用。

4.菠萝一次不能吃太多。

菠萝一次不能吃得太多，尤其是千万不能空腹吃，因为菠萝中所含的菠萝蛋白酶会伤害胃壁，而且其所含的草酸也会对肠胃造成伤害，尤其对于胃肠不好的宝宝，多吃会引起腹泻。一天吃菠萝的量最多不能超过半个。

营养锦囊

1.有胃寒、寒咳、虚咳的宝宝，不宜生食菠萝，但可煎煮后吃。

2.菠萝中含有的菠萝蛋白酶可以导致一些幼儿过敏，出现四肢及口唇发麻、多汗，或出现风疹块、眼结膜出血、哮喘，严重的宝宝可见血压降低、休克、心动过速、面色苍白、意识不清。所以，给幼儿吃的菠萝要切成薄片，用盐水浸泡，或加热煮。另外，有过敏史的宝宝最好不要吃菠萝。

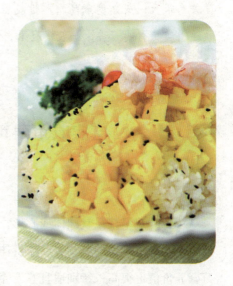

3.由于新鲜菠萝中含有的蛋白酶，可以分解食物中的蛋白质，具有解油腻、帮助消化的作用，菠萝可在烹调中做肉质嫩化剂。例如，在日常生活中，父母们可以考虑为宝宝烹制"菠萝咕老肉"、"菠萝牛肉"等菜肴，既有营养，又健康。

4.菠萝最好吃的部分是底部，靠近叶子头部的部分所含甜分较少，因此若想使整个菠萝吃起来口感较均匀，可以将其倒过来放置一夜，甜分就会均匀分布，吃起来会香甜可口得多。

5.所谓"菠萝病"或"菠萝中毒"是指吃了菠萝后发生的过敏反应。"菠萝病"一般是在食用菠萝后15~60分钟左右急骤发病，出现腹痛，腹泻、呕吐或者头痛、头昏、皮肤潮红、全身发痒、四肢及口舌发麻，甚至还出现呼吸困难、休克等一系列过敏症状反应。

6.挑选菠萝时要注意色、香、味三方面：果实青绿、坚硬、没有香气的菠萝不够成熟，应选择果实一半呈黄色、果木均已展开者，可以用左手拿叶片，右手以食指和中指弹一下菠萝中端，若听到有点类似拍打肌肉声，便是优良的果体。而同一大小的果体，果实越重质量越好。而如果捏一捏果实就有汁液溢出的，则说明果实已经变质，不可以再食用了。

7.菠萝与芒果、香蕉一样，对低温比较敏感，但菠萝的贮藏性与采收成熟度关系很大，成熟度愈高耐贮性越差。没有完全成熟的菠萝，肉质坚硬而脆，缺乏果实特有的芳香，一般情况下，八成熟左右的菠萝最适合贮藏。

宝宝吃草莓可促进智力发育

草莓外观呈浆果状圆体或心形，鲜美红嫩，果肉多汁，酸甜可口，香味浓郁，是水果中难得的色、香、味俱佳者，常被人意为果中珍品。不仅如此，草莓营养价值也很高，特别适宜春天养生食用，所以还被营养学家誉为"春天第一课"。

据研究，草莓中富含氨基酸、果糖、蔗糖、葡萄糖、有机酸、果胶、胡萝卜素、维生素B_1、维生素B_2、维生素B_3及矿物质钙、镁、磷、铁等，这些营

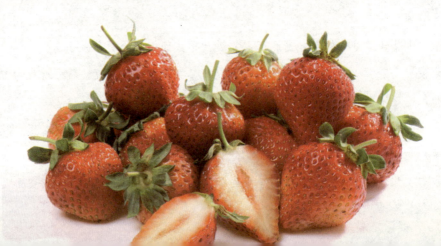

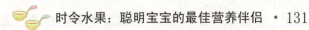

养素对生长发育有很好的促进作用，对宝宝大有裨益。而且草莓中的营养成分容易被人体吸收、消化，多吃也不会上火。

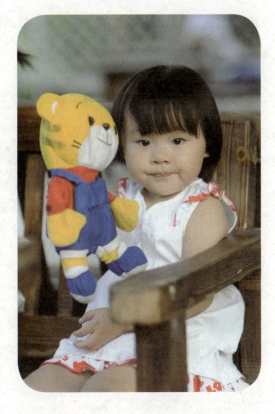

🥄 草莓营养价值面面观

1.草莓营养配比合理，对宝宝生长发育有促进作用。

草莓营养丰富，富含多种有效成分。果肉中含有大量的糖类、蛋白质、柠檬酸、苹果酸、果胶等营养物质。此外，草莓还含有丰富的维生素B_1、维生素B_2、维生素C、维生素PP以及钙、磷、铁、钾、锌、铬等人体必需的矿物质和部分微量元素。

其中，草莓的磷含量是苹果的5倍，钙的含量是鸭梨、苹果的3～5倍。而且，草莓还是人体必需的纤维素和黄酮类等成分的重要来源。常吃草莓对宝宝的骨骼、皮肤和神经系统的生长均有良好的保健作用，对宝宝的生长发育有促进作用。

2.常吃草莓能使脑细胞结构坚固，对脑和智力的发育很有帮助。

每100克草莓含维生素C50～100毫克，比苹果、葡萄高10倍以上。科学研究业已证实，维生素C能消除细胞间的松弛与紧张状态，使脑细胞结构坚固，对宝宝的脑和智力发育有重要影响。

3.常吃草莓明目养肝。

草莓中还富含胡萝卜素，胡萝卜素又名维生素A，被人体吸收后可在体内转变为有生理活性的维生素A，有助于补肝明目，缓解宝宝眼睛疲劳。

4.草莓有促进食欲、帮助消化的作用。

草莓含有多种有机酸、果酸和果胶类物质，能分解食物中的脂肪，促进食欲，帮助消化，还能促进消化液分泌和胃肠蠕动，排除多余的胆固醇和有害的重金属，帮助人体排毒，提高免疫力。

■ 这样吃草莓最有营养

1.吃草莓要注意两点。

（1）首先不买畸形的草莓。正常生长的草莓外观呈心形，但有些草莓色鲜个大，颗粒上有畸形凸起，咬开后中间有空心。这种畸形草莓往往是在种植过程中滥用激素造成

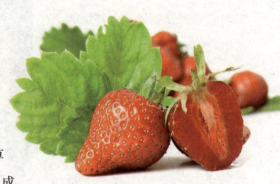

的，长期大量食用这样的果实，有可能损害人体健康。特别是宝宝，不能食用畸形草莓。

（2）草莓入口前要清洗干净。因为草莓是低矮的草茎植物，即使是在地膜中培育生长，在生长过程中还是容易受到泥土和细菌的污染，所以宝宝在吃草莓前一定要把好"清洗关"。

2.如何清洗草莓才干净。

草莓清洗起来比较困难，因为其外表粗糙，而且皮很薄，一洗就破。因此，为了避免清洗的头痛，也为了图省事，很多人简单地用水冲冲就吃，要知道，这是非常不健康的。种植草莓的过程中，要经常使用农药。这些农药、肥料以及病菌等，很容易附着在草莓粗糙的表面上，如果清洗不干净，很可能引发腹泻，甚至农药中毒。

要把草莓洗干净，最好用自来水不断冲洗，流动的水可避免农药渗入果实中。刚洗干净的草莓也不要马上吃，最好再用淡盐水或淘米水浸泡5分钟。淡盐水可以杀灭草莓表面残留的有害微生物。淘米水呈碱性，可促进呈酸性的农药降解。

洗草莓时，注意千万不要把草莓蒂摘掉，去蒂的草莓若放在水中浸泡，残留的农药会随水进入果实内部，造成更严重的污染。另外，也不要用洗涤灵等清洁剂浸泡草莓，这些物质很难清洗干净，容易残留在果实中，造成二次污染。

3.早春吃草莓要适量。

草莓虽然好吃又健康，是很好的开胃水果，但是其性凉，宝宝在食用的时候也要控制食用量。特别是在早春，一次不能吃太多，尤其是脾胃虚寒、容易腹泻、胃酸过多的人，吃草莓更要控制量。一般来说，每次食用10～15颗即可。另外，草莓保鲜期较短，建议不要一次购买过多。

4.容易过敏的宝宝应该避免吃红色草莓。

瑞典研究人员最新研究显示，容易过敏的人应该避免吃红色草莓。据《每日邮报》报道，瑞典隆德大学的研究人员仔细研究了那种被认为可导致食用草莓过敏且与草莓表皮的红颜色有一定联系的蛋白质（该蛋白质是由草莓基因所决定的数千种蛋白质中的一种，它被认为与已知的存在于桦树花粉中的过敏原相类似），发现该蛋白质在一定程度上与草莓表皮的红颜色有关，而且身体容易过敏的人在与草莓接触时，其口腔和咽喉会感到发痒和肿胀。

因此，父母要在确定宝宝没过敏史的情况下，才让宝宝吃红色草莓。

5.草莓怎么吃最营养？

草莓的吃法很多。如果将洗净的草莓加糖和奶油捣烂成草莓泥，冷冻后是冷甜、香软、可口的夏令食品。用草莓酱做元宵馒头、面饼馅心，更是绝妙的食品。另外，草莓还可加工成果汁、果酱、果酒和罐头等。不过，不少人还喜欢把草莓切成块儿拌在酸奶或牛奶里一起食用。从营养学角度上讲，这样做是不合理的。因为草莓中鞣酸的含量较高，会影响酸奶和牛奶中钙的吸收，还会降低乳蛋白的吸收率。同样的，吃草莓的同时不适宜吃其他含钙、铁高的食物，会影响钙、铁的吸收。

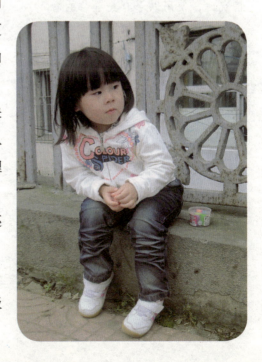

另外，草莓中含草酸钙也比较多，患有尿路结石者和肾功能不好的宝宝不宜多吃，否则可能会加重病情。

此外，值得提醒的一点量，草莓最好在饭后吃。因为其含有大量果胶及纤维素，可促进胃肠蠕动、帮助消化、改善便秘，预防痔疮、肠癌的发生。

宝宝 营养锦囊

1.草莓味甘、性凉，对胃肠道和贫血均有一定的滋补调理作用，还有润肺生津、健脾和胃等功效，饭后食几颗草莓，有助于消化开胃，健脾生津。

2.据国外医学家研究，草莓中含有抗癌成分，可抑制肿瘤细胞的生长。

3.父母可以在宝宝出现下面情况时，使用以下有关草莓的食疗方法：

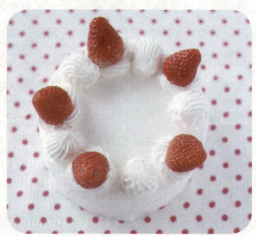

（1）遇积食腹胀、胃口不佳时，可在饭前吃草莓60克，每日3次。

（2）牙龈出血、口舌生疮，小便少、色黄时，可将新鲜草莓60克捣烂，冷开水冲服，每日3次。

（3）干咳无痰，日久不愈时，可用鲜草莓6克与冰糖30克一起隔水炖服，每日3次。

（4）遇烦热干咳、咽喉肿痛、声音嘶哑时，可用草莓鲜果洗净榨汁，每天早晚各1杯。

（5）营养不良或病后体弱消瘦的宝宝，可将洗净的草莓榨汁，再加入等量米酒拌匀即成草莓酒，早晚各饮1杯。

第六章

美食巧搭配：聪明宝宝最有益的健脑方案

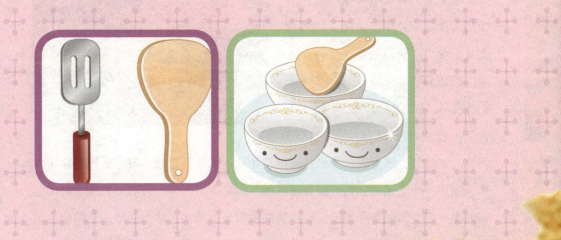

合理搭配食物有利于健脑

大脑对营养的要求是非常高的，糖、蛋白质、脂肪尤其是类脂、微量元素、维生素等，都是大脑不可缺少的营养素。而在自然界中，没有任何一种食物能含有人体所需的全部营养素，因此，为了维持大脑的营养需要，就必须把不同的食物搭配起来食用。

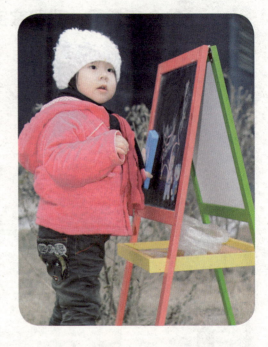

现代营养学把食物分成两大类：一类是主要供给人体热能的，叫热力食品，又称"主食"。另一类是副食，主要是更新、修补人体的组织和调节生理机能的，又叫保护性食品，如豆制品、蔬菜等。

主食的种类也有很多，它们所含的氨基酸、维生素、无机盐的种类和数量又互不相同，故不能用一种粮食作为主食，而应该做到粗细粮合理搭配。副食中的肉类、蛋类、奶类、鱼类、海产类、豆类和蔬菜等都能提供丰富的优质蛋白质和人体所必需的脂肪酸、磷脂、维生素、钙、镁、碘等重要营养素，对人体健康起着非常重要的作用。但副食在营养上也各有长短，因此也应该搭配食用或变换食用，这样才能保证人体营养的全面性。

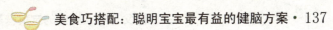

📖 **宝宝食物营养搭配的注意事项**

1. 健脑食物应适量、全面。

不能偏重于某一种或是以健脑食物替代其他食物，食物种类要广泛，否则易致宝宝营养不全甚至营养不良，不仅影响身体的发育，也会影响智力的发育。

2.健脑食物的种类及数量应逐步添加。

食物种类全面不等于一哄而上，要注意宝宝的特殊进食心理和尚未完善的消化机能。食物要安排得丰富且应经常变换。宝宝对陌生的食物或是特殊气味的食物如海鲜等不易接受时，父母在增加新的食物时应尽量烹调得可口，色香诱人，如应设法说服宝宝，诱导宝宝进食。

3.均衡食用酸类食物和碱类食品。

对酸类食品如谷物类、肉类、鱼贝类、蛋黄类等的偏食，易导致记忆力和思维能力的减弱，故应与碱类食品如蔬菜、水果、牛奶、蛋清等科学搭配，均衡食用。

📖 **常见宝宝营养食物搭配**

鸡蛋+百合：百合有滋阴润燥、清心安神的功效，又可消火、祛痰、补虚。而蛋黄则能除烦热、补阴血。加糖调理、效果更佳。

鸡蛋+菠菜：含有丰富的优质蛋白质、矿物质、维生素等多种营养素，宝宝常吃可预防贫血。

鸡蛋+苦瓜：苦瓜、鸡蛋同食能帮助骨骼、牙齿及血管的健康，使铁质吸收的更好，有健胃的功效，能治疗胃气痛、眼痛、感冒、伤寒和宝宝腹泻呕吐等。

鸡蛋+干贝：过黏与体积过大的食物积在咽部是食物，会增加阻塞气管道的危险，因此利用质地滑溜的蒸蛋，裹住干贝碎末或其他切碎的食材，是为吞咽困难病患烹调饮食的小技巧。

鸡蛋+羊肉：不但滋补营养，而且能够促进宝宝血液的新陈代谢。

鸡肉+栗子：鸡肉补脾造血，栗子健脾，脾健更有利吸收鸡肉的营养成分，造血机能也会随之增强。用老母鸡汤煨栗子效果更佳。

鸡肉+人参：人参大补元气，止渴生津。鸡肉含蛋白质、脂肪、碳水化合物、钙、磷、铁、维生素。两者同食有填精补髓、活血调经的功效。

面条+当归+鸡腿：富含蛋白质的鸡腿、提供能量的面条，加入能促进人体造血机能的当归，可以使身体在拥有充足能源的状况下，以鸡肉的蛋白质为原料，增强造血能力，改善贫血状况。

鸡腿+柠檬：酸味可以促进食欲，而柠檬的清香搭配烤鸡腿的香味更能令人食欲大振。

鸡肉+白酒：补血益气，活血通络，用于缓解筋骨萎软，头昏心惊等症。

鸡肉+菜心：菜心含丰富叶绿素、维生素A、维生素C和钙。具有帮助消化，促进新陈代谢，调脏理肠的作用。鸡肉含蛋白质、脂肪、碳水化合物、钙、磷、铁、维生素。有填精补髓、活血调经之功效。

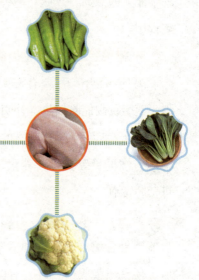

鸡肉+菜花：菜花含多种维生素和矿物质，能有效防治消化道溃疡。此外，还具有补脑、利内脏、益气壮骨及抗衰老等功效。常吃可增强肝脏的解毒作用，提高免疫力，防止感冒和坏血病。

鸡肉+豆角+木耳：豆角具有解渴健脾、补肾止泻、益气生津等功效。木耳有益气养胃润肺、凉血止血，降脂减肥等作用。对高血压、高血脂、糖尿病、心血管病有防治作用。鸡肉亦有填精补髓、活血调经的功效。

鸡肉+金针菇：鸡肉有填精补髓、活血调经的功效。金针菇富含蛋白质、胡萝卜素及人体必需的多种氨基酸。可防治肝脏肠胃疾病，开发儿童智力，增强记忆力及促进生长。

鸡肉+辣椒：含有丰富的蛋白质、维生素和矿物质，对宝宝的生长发育很有帮助。

洋葱+咖喱+鸡肉：洋葱具有清热化痰、和胃下气、解毒杀虫等功效，还有抗癌、抗动脉硬化、杀菌消炎、降血压、降血糖血脂、延缓衰老等作用。鸡肉具有滋养肝血、增加体液、滋润身体、暖胃、强身健骨等作用。

鸡翅+油菜：对强化肝脏及美化肌肤非常有效。

松子+鸡肉：如用植物油伴炒，更能提高维生素E的摄取。

鸡肉+绿豆芽：可以降低心血管疾病及高血压病的发病率。

鸡肉+红豆：红豆含有蛋白质、脂肪、糖类、胡萝卜素、维生素等。有补肾滋阴、补血、明目的功效，有活血、利尿、祛风解毒作用，以及活血泽肤等特点。鸡肉营养丰富，有温中益气，填精补肾等作用。

甲鱼+冬瓜：甲鱼有润肤健肤，明目的作用。冬瓜富含维生素B和植物纤维等，具有生津止渴、除湿利尿、散热解毒等功效。冬瓜中含有的丙醇二酸可防止人体脂肪堆积，多吃有助于减肥。

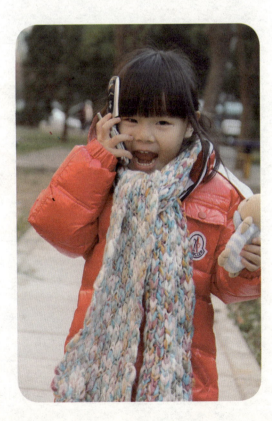

姜汁+蜂蜜：蜂蜜具有大量的营养成分，与能祛寒保暖的姜汁搭配，对治疗感冒有一定作用。

金银花+水鸭：水鸭有除虫、消肿，治热毒及恶疮疖的功效。金银花有清热解毒，透表情温，使肌肤透气性良好。两者相配，具有滋润肌肤，消除面部暗疮及多种皮肤病的功能。

金银花+莲子：金银花与莲子肉搭配同食，可治疗因热毒内扰大肠而引起的暴泻、痢疾。

甲鱼+桂圆+山药：甲鱼所含蛋白质、钙、磷、铁及维生素A均较丰富，还含脂肪、维生素B等，自古视为滋补佳品。甲鱼还有润肤健肤、明目的作用。三者相配功在补脾胃，益心肺，滋肝肾。

韭黄+平菇：韭黄能增加体力，促进肠胃的蠕动，对于增进食欲和防治消化不良有疗效，此外还具有解毒作用。平菇具有增强人体免疫力、抑制细胞病毒的作用，是心血管病、肥胖症患者的理想食品。

菊花+银耳：银耳具有滋养强壮、镇静、止血的作用，常用于治疗喉痛。而菊花具有解热、镇静作用。

 营养锦囊

下面提供给父母几例搭配很好的营养餐，希望宝宝吃得健康，吃出聪明。

1.肉末番茄豆腐。

原料：嫩豆腐100克，瘦肉末10克，番茄酱10克，蒜泥、葱、盐、淀粉、油各适量。

做法：

（1）豆腐切成小丁，在热水里焯一下。

（2）炒锅加油炒肉末，捞出备用。

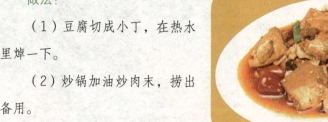

（3）炒锅加底油炒葱、蒜和番茄酱，然后下入肉末、豆腐、调味品，略炖一炖，勾芡即可。

健脑小秘诀：

豆腐含有丰富的蛋白质，其中的谷氨酸含量丰富，它是促进大脑智力发育的重要物质，宝宝常吃有益于大脑发育。

2. 土豆烧牛肉。

原料：牛肉100克，土豆15克，老抽2大匙，盐少许，黄酒1小匙，葱末少许，姜2片，植物油适量，香油少许。

做法：

（1）将牛肉切成2厘米见方的块儿，用沸水烫透，再放入煮锅内，加水、葱末、姜片和老抽，开后转小火煮1.5小时，煮烂后捞出，土豆洗净、去皮、切块，用七成热的油炸至呈淡黄色捞出。

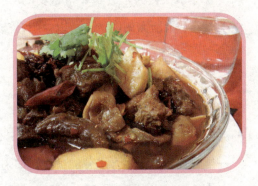

（2）将植物油放入锅中烧热后烹入黄酒、生抽、牛肉汤、盐、略开后下入煮好的牛肉块和炸好的土豆块，中火烧至再开时，转小火慢烧15分钟，转大火，淋入香油少许，即成。

健脑小秘诀：

牛肉与土豆是最佳搭配之一，既能去膻味，又营养合理。土豆不要炸得过重，以免影响色泽。土豆也可以不炸，改用水煮，但不会有炸过的那么入味。

吃好早餐有办法

早餐是一日三餐中最重要的一餐，只有早餐摄取了足够的能量，人体才能在一整天保持一个较好的状态，尤其是碳水化合物的摄取，它能最快的转化为能量被人体利用，尤其是宝宝，快速转化成为ATP后能被大脑利用。

碳水化合物、脂肪、蛋白质、水，碳水化合物是支架、脂肪是能量仓库和保护层、蛋白质是组成重要器官和酶（协调人体各种代谢等等）、水为各反应提供水环境和参加部分代谢中的反应。

瘦肉——蛋白质，肥肉——脂肪，米、面——碳水化合物（也含有维生素B），蔬菜、水果——维生素矿物质（主要是水溶性维生素，如猕猴桃含维生素C；菠菜含铁）脂溶性维生素多含在肉蛋类食品中，如动物肝脏。

营养学家认为早餐是非常重要的一餐，对人的健康十分重要，因为它提供了展开一天所需的能量。所以，想办法把早餐吃好，算是家庭中的一件大事情。

🧳 健康早餐的原则

简单地说，早餐必须满足4个条件：一是供应足够的水分；二是供应足够的淀粉；三是供应足够多的蛋白质；四是供应一些蔬菜或水果。

早餐宜准备些富含水分的食物，如粥类、汤面和牛奶，配以固体食品。早晨人体的消化能力不强，喝些粥汤可帮助消化，也为身体补充水分。我国营养学家主张，儿童"早一杯、晚一杯"地喝牛奶（或酸奶）最为理想。牛奶既含水分，又富含蛋白质和钙，对保持上午的精力益处多多。如果不能喝牛奶，用酸奶、豆浆、豆奶等代替也可以。

早餐的食物中一定要包括容易消化的淀粉类食品，还要有一些脂肪和蛋白质的食品。淀粉类食品可以是面包、面条、馒头、煎饼、麦片等，富含蛋白质和脂肪的食品可以是牛奶、奶酪、鸡蛋、熟肉、豆制品、花生酱等。这些食品营养丰富，而且可以在胃里停留较长时间，比较耐饥。如果可能，还应当吃一点蔬菜和水果，其中的维生素C和有机酸会让人感到精神振作。

近年来早餐谷物食品风靡都市。纯燕麦片营养丰富，配以鸡蛋、牛奶是很好的早餐。然而应注意的是，某些所谓"营养麦片"中的主要成分为白糖或糊精，蛋白质含量很低（每包仅有1克），父母们可要仔细看看成分说明，不能用它们来给宝宝做早餐主食。

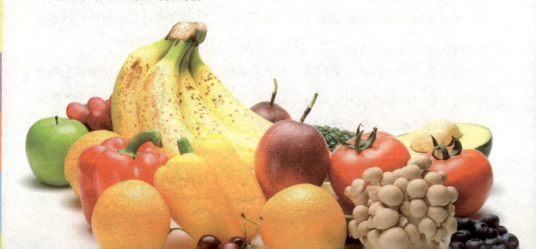

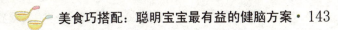

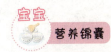

这里给父母们提供两份营养美味、容易准备的周末营养早餐，相信宝宝一定会非常喜欢。

第1份早餐

家庭汉堡包套餐

食物：汉堡包1个、香蕉沙拉1盘、牛奶1杯

原料：汉堡胚1个，色拉酱适量，薄火腿1片，奶酪1片，鸡蛋半个，生菜1片，黄瓜半根，番茄半个，香蕉1根，牛奶1杯。

汉堡包做法：

（1）将汉堡胚沿切口切成两半，在两面上各涂抹一层色拉酱；

（2）在一半面包的涂层上依次放上1片火腿、1片生菜叶和1片奶酪；

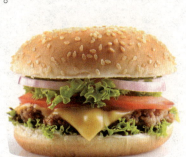

（3）将洗净的黄瓜斜切成片，选大小合适的3片平放在奶酪上；

（4）将两半面包合在一起即成为简易汉堡包。

香蕉沙拉做法：

（1）鸡蛋用小火煮8分钟，取出后；晾凉，切成丁儿；

（2）将剩下的黄瓜和番茄、香蕉、火腿切成1厘米见方的丁儿，和鸡蛋丁儿一起放在碗中；

（3）加入色拉酱拌匀即可。

注意事项：

（1）面包切面必须涂抹含脂肪的色拉酱，否则中间夹人火腿和黄瓜之后会变软，失去美好的口感。如果没有色拉酱，可以用黄油。黄油味道芳香，但

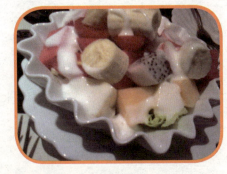

有腻口感，而且缺乏咸味和鲜味。

（2）如果没有火腿，可选择新鲜、含脂肪较少的灌肠或火腿肠。

（3）可以用摊鸡蛋饼代替火腿片。

（4）做色拉用的黄瓜一定要脆嫩，表皮薄者口感好。

（5）色拉要现做现吃，因为香蕉容易变褐，影响色泽。用煮土豆代替香蕉可以在冰箱中放过夜。

营养师点评：

此款早餐适合2岁以上宝宝食用，如成年人食用只需增加数量即可。应当注意的是，在吃这份早餐之前，应当先喝1大杯白开水，以补充足够的水分。

此款早餐中含有9种食物，包括粮食类、肉类、蛋类、奶类、蔬菜和水果，营养丰富而全面。牛奶和奶酪中富含钙、蛋白质、维生素A、维生素D和维生素B_2，黄瓜、番茄、香蕉中富含维生素C和钾，面包、奶酪、火腿和色拉酱中富含热量。特别是因为这份早餐中有1大杯牛奶和奶酪，在补充钙和蛋白质方面很有价值。

儿童喜欢汉堡包的形式和口味，更会为自己的父母会做汉堡包而自豪。如果能够使用漂亮的盘子，更会增加宝宝的进餐热情。

第2份早餐

什锦蔬菜饼套餐

食物：蔬菜饼1个、拌豆腐末1盘、小米粥1碗

原料：面粉50克，鸡蛋1个，番茄半个，圆白菜100克，方火腿1片，南豆腐50克，虾米数个，榨菜少许，葱花少许，小米粥1碗，色拉油10克，调味品适量。

什锦蔬菜饼的做法：

（1）将番茄去皮切成黄豆大的碎丁，圆白菜洗净，切成细丝。

（2）面粉中打入鸡蛋，再加水搅成稠糊。

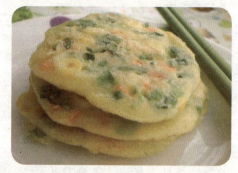

（3）加入番茄丁、圆白菜丝和

葱花，加盐和胡椒粉，一起搅匀。

（4）平底不粘锅中放油，加入面糊，铺成苹果大的饼，两面煎熟即可。

拌豆腐末的做法：

（1）虾米用水泡开，与豆腐一起放入微波炉中加热2分钟，以消毒、紧水。

（2）虾米取出，和咸菜、香菜一起切成碎末。

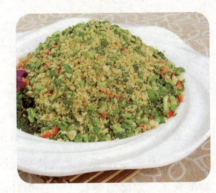

（3）豆腐切成碎末，火腿1片切碎。

（4）将豆腐末放入盘中，顶上堆上虾米末、火腿末和榨菜末。

（5）食用前按口味浇上少许香油和酱油。

注意事项：

（1）蔬菜的种类可按照自己喜好改变，但只能选择软嫩无渣、颜色不易变褐的原料。

（2）加入瓜类蔬菜时应去皮，如黄瓜、西葫芦等。

（3）葱花和香菜末有增香作用，如宝宝不喜欢可省去。

（4）咸菜末最好用金黄色的萝卜干类，起增加色彩、补充咸味的作用，但不可多放。

（5）饼中加菜多时容易散，因而不要摊得太薄，翻动时应小心，使饼完整。

营养师点评：

这份早餐食物品种多样，共有9种食品。虽然配料中以素为主，但营养素供应仍然较为丰富。其中豆腐、鸡蛋可为儿童提供充分的蛋白质，虾仁、豆腐中富含钙质，番茄和圆白菜含有丰富的维生素C，小米粥中则含有较多铁和膳食纤维。

牛奶是钙的最佳来源，这份早餐没有牛奶，因而其钙含量不及上一份早餐，但是在素食当中其含钙量已经属于上等。父母也不妨将拌豆腐末改为一杯牛奶，制作起来更加方便，营养上也更胜一筹。

蔬菜饼底色金黄，杂以红点和绿丝，颜色鲜艳诱人，味道鲜香可口，很受儿童喜爱。一些不爱吃蔬菜的儿童也能用这种方法接受多种蔬菜。特别是饼、粥、菜同吃可获得较好的口感，并能方便地摄入多种食物。

秋季防病饮食搭配

夏季一过去，许多父母就开始担心秋季的来临，因为秋季是宝宝疾病多发的季节。夏天一过去，天气就会转凉，宝宝最容易在这个季节感冒了。冷热交替的秋季，早晚温差较大，燥风秋雨频繁，这时候是小儿哮喘病最易复发的时候，有体弱过敏性疾病的宝宝，对温度变化敏感，适应能力较差，极易因上呼吸道感染而诱发疾病。秋季又是叶落草枯时节，空气中过敏粉尘猛增，有哮喘病史的人要尽量减少与致敏因素接触，若已知过敏生物容易趁虚而入，所以有胃病的宝宝，饮食应定量定时，少食

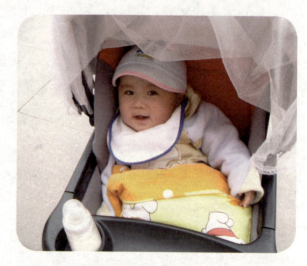

冷饮和瓜果，不吃过热、过硬、过辣的刺激性食物。

父母在秋季怎么才能让宝宝的抵抗力变得更强？可以从饮食上进行适当的调理。

秋季饮食要点一：多吃应季水果。

秋季是水果的季节，很多应季的水果都是营养丰富的食品，对于改善宝宝

的抵抗力很有好处。比如说，葡萄和鲜枣能够帮助补铁，梨和柿子能预防咳嗽和咽炎，橙子和橘子有利于预防感冒。多给宝宝吃些水果，减少营养价值低的零食和冷饮，有利于秋季防病。

🎁 秋季饮食要点二：饮食避免冷凉。

在吃水果的时候要注意，不要把水果放在冰箱里冰，也不要像夏季那样放在冷水里泡。因为随着气温降低，宝宝的肠胃也不再适应冷食，更容易发生受冷腹泻的问题。一些不应季的水果，比如西瓜、甜瓜等，应当适当减少数量。食物不要过凉，可以避免从秋季到冬季的很多胃肠道不适。

🎁 秋季饮食要点三：吃水产海鲜应适量。

秋天蟹肥虾美，各种水产品营养丰富，对宝宝有一定好处。但是，由于夏秋季节往往发生赤潮和其他污染，水产品的毒素含量较高，食用数量应当控制。此外，如果吃了虾蟹之类的食物，吃水果时就更要小心，因为宝宝容易发生腹泻、胃痛等反应。

🎁 秋季饮食要点四：多吃滋润黏膜的食品。

秋季气候干燥，宝宝容易发生嗓子不适和咳嗽之类的疾病，所以可以给呼吸道比较娇气的宝宝做些有利于滋润呼吸道黏膜的食物。这些食物包括胡萝卜、小杏仁、荸荠、蜂蜜、雪梨、柿饼等。富含维生素A或胡萝卜素的食品，比如各种深绿色的蔬菜、南瓜、胡萝卜、红心红薯、牛奶、酸奶等，能够提高黏膜的抵抗力，有利于保护宝宝的呼吸道，减少肺炎、气管炎、咽炎、百日咳、麻疹之类的小儿疾病。相反，过于干燥、过于辛辣的食物，秋天都应当少吃一些，因为它们对黏膜的健康不利，如炒得很干的花生、瓜子、薯片、炒豆子、各种膨化食品、油炸食品、鱼片干、辣味零食等。

第一章
第二章
第三章
第四章
第五章
第六章
第七章
第八章
附录一
附录二

◼ 秋季饮食要点五：适当增加高蛋白的食物。

经过一夏天的酷暑，人们低落的食欲逐渐恢复，消化吸收能力增强，身体需要补充夏季损失的营养，为抵抗冬季的寒冷做好准备。民间有"贴秋膘"的习俗，在秋季来临之后吃点肉，就是这样的道理。可以给宝宝适当吃点牛肉、鸡肉、鸭肉、鱼虾等，但宜用蒸、煮、炖等方法，不使太过油腻和干燥。

宝宝 营养锦囊

下面给宝宝们准备几款适合秋季的美食，希望宝宝们能健健康康的渡过秋季。

1.清甜润唇汤。

原料： 小杏仁1把，雪梨1个，荸荠5只，柿饼1个，胡萝卜1根，蜂蜜1勺，冰糖1勺。

做法：（1）把雪梨去核，带皮切成块；荸荠去皮，切成四等分；胡萝卜和柿饼洗净切丁。

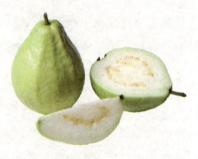

（2）沙锅中加水3碗，煮沸后加入上述原料，再加入杏仁和冰糖，再煮沸；然后转成微火，煮30分钟。

（3）关掉火，待温度不烫时，再加入蜂蜜调味，即可食用。

营养师点评：

这个汤当成甜食在下午或晚上吃就可以，特别适合秋冬季节嘴唇干燥、容易咳嗽的宝宝。

2.美味蟹蓉汤。

原料： 肥美螃蟹2只，鸡蛋1个，水淀粉2勺，香菜2棵，香醋1勺，姜粉半勺，白胡椒粉少许，盐和鸡精少许。

做法：（1）活螃蟹洗净，上笼蒸8分钟取出。把蟹肉和蟹黄剥出来，切成蓉。鸡蛋打散，香菜切末。

（2）另取锅，加水3碗煮沸，加入蟹肉，立刻加入姜粉。沸腾后加入水淀粉搅匀。

（3）撒入鸡蛋液使之成为茸状，立刻关火。加入香醋和香菜，最后用盐、鸡精和白胡椒粉调味即可。

营养师点评：

这个羹适合当成晚餐的汤羹食用。特别适合不善于剥蟹肉的宝宝。身体怕冷、肠胃娇气的人可以多加些姜粉和醋。喝了它之后，从嗓子到肠胃都很舒服。

3.藕块煲排骨。

原料：鲜藕2节，排骨1斤，木耳几朵，花生1把，姜1块，盐适量。

做法：（1）藕洗净去皮，切块；排骨洗净切同样大小的块；木耳水发洗净撕成小朵，姜切厚片。

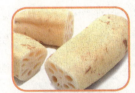
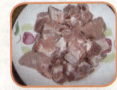
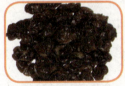
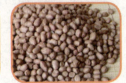

（2）把排骨放入沙锅中，加3碗凉水，煮沸，去浮沫。

（3）放入姜片、藕、花生和木耳，煮开后，小火煲1.5小时。此时肉和藕都已变软。

（4）加少许盐调味即可食用。

营养师点评：

这道菜盐味要淡一些，突出藕和花生的清香及淡淡的甜味。藕在煮后经常会呈现粉红色，是其中多酚类抗氧化成分的特点，对健康无害，不必担心。这道菜既健脾，又滋润，能补充蛋白质、纤维和多种矿物质，而且非常美味。

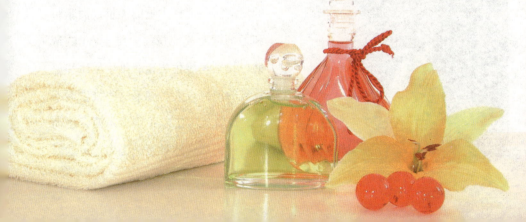

宝宝运动后饮食调理

对于那些平日运动量比较大的宝宝来说，他们需要更结实的骨骼，也需要更结实的肌肉，来应付那些难度高、强度大的体育动作。运动能促进宝宝的消化吸收功能，让他们吸收钙、铁等矿物质的能力更强，骨骼密度比同龄人高；运动也能提高宝宝分解脂肪的功能，让他们胃口良好，摄入高蛋白食物之后不会发胖，体内脂肪比例比同龄人低。

因此，这些宝宝并不需要刻意地补充蛋白质营养品，只需要按照他们的胃口，吃荤素搭配、营养平衡的饭菜，每天再保证一两杯奶，就可以获得足够的营养素。总的来说，运动量较大的宝宝需要比普通宝宝增加1/4～1/3到三分之

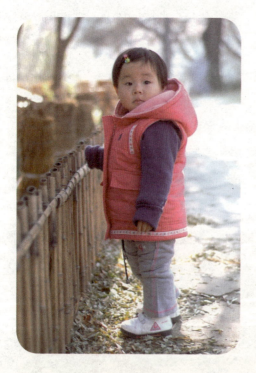

一的饭量。练习体操或者舞蹈的宝宝需要保持身体的轻盈和灵活，因而要少吃一些油腻的食物和甜食，可以增加豆类、蛋类和奶类来供应蛋白质。

实际上，运动后宝宝最需要补充的营养素是水溶性维生素，特别是维生素B。运动意味着肌肉活动，肌肉的活动需要消耗大量的能量，而脂肪和葡萄糖变成能量需要维生素B的帮助，特别是维生素B_1、维生素B_2和尼克酸的消耗较大。如果这些维生素不足，就算给宝宝吃了很多东西，运动的时候仍然会感觉疲乏无力，运动后

疲劳难以消除。维生素B对大脑活动也非常重要，所以如果不能得到及时供应，运动之后宝宝的学习和思维能力也会下降。补充这些维生素的最好方法就是多吃粗粮和豆类，再适当吃点肉补充铁就可以了。

此外，训练导致大量出汗，减少了尿量，容易带来体内废物的堆积，所以在运动前、运动中和运动后，宝宝都需要少量多次地补水，而且不能等到口渴才开始补充。大量喝水会妨碍运动，还可能因为突然降低血液中的矿物质浓度而引起不适。

运动医学研究表明，运动中最关键的问题是补充水分和糖分，这对于保持运动能力和消除疲劳都非常重要。运动时每30～60分钟就要补充一次糖分和水分，最好用液态饮料的方式。蜂蜜是最好的甜味来源，因为其中含有果糖和葡萄糖，吸收快，而且能够最有效地维持能量供应；豆汤富含钾、镁和维生素B，因此给运动后的宝宝喝点蜂蜜或豆汤是最理想的选择。

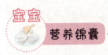

训练动力餐

早餐：蜂蜜水，奶黄包，牛奶燕麦粥，猕猴桃。

午餐：馒头，玉米糊，煎鳕鱼柳，萝卜青豆炒肉丁，麻酱油麦菜。

饮料：蜂蜜豆汤（1杯绿豆清汤加1小勺蜂蜜混匀即成）。

晚餐：大麦米饭，咖喱鸡（鸡块、胡萝卜、洋葱、马铃薯），奶酪烤甜玉米（奶酪，甜玉米粒，胡萝卜丁，豌豆丁），豆腐汤（青菜、紫

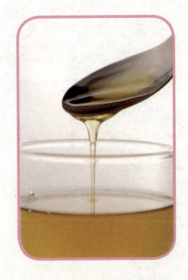

菜、豆腐）。

零食：酸奶2小杯。

营养专家评点：

这套食谱可提供大量的钾、钙、淀粉、蛋白质、维生素B和维生素C，可以满足赛场宝贝的生理需要。

比赛动力餐

早餐：蜂蜜水，橄榄油烤全麦面包，牛奶，香蕉。

午餐：红豆饭，番茄虾仁，香菇炒油菜，凉拌绿菜花。

饮料：淡蜂蜜茶水（1杯淡茶水加1小勺蜂蜜）。

晚餐：米饭，青椒胡萝卜炒肉丝，焖豆角，凉拌海白菜，虾仁冬瓜汤。

零食：杏干和葡萄干。

营养专家评点：

这套食谱可提供大量的钾、淀粉、维生素B和维生素C。

出游动力餐

早餐：蜂蜜水，面包，奶酪片，牛奶，草莓。

午餐（野外餐）：盒装豆浆，面包，茶鸡蛋，番茄，黄瓜，橘子。

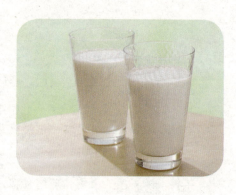

饮料：含维生素B的功能饮料（注意不能含咖啡因）。

零食：开心果和牛肉干。

晚餐：八宝粥，玉米面馒头，蒜蓉空心菜，海带蘑菇胡萝卜炖肉，凉拌莴笋。

营养专家评点：

这套食谱可保证酸碱平衡，提供足够的蛋白质、维生素B和维生素C。

补钙美味营养餐制作

人的一生都需要补钙。如宝宝在出生2周后未及时补充钙质，可能会出现低钙、惊厥、哮喘等危险症状。随着宝宝年龄的增长，在婴幼儿时期，宝宝进入一生中钙代谢最旺盛的时期，大脑和身体迅速发育，长出乳牙，此时体内的钙量将直接影响到前期的生长发育。如果缺钙可能出现出牙迟、厌食、多汗、枕秃、鸡胸、O形腿、X形腿，并会发生上呼吸道感染、消化不良、肠炎等，给生活和成长带来不便。

宝宝缺钙会有哪些表现？

1.常表现为多汗，与温度无关，尤其是入睡后头部出汗，使小儿头颅不断磨擦枕头，久之颅后可见枕秃圈。

2.精神烦躁，对周围环境不感兴趣，有时父母发现小儿不如以往活泼。

3.夜惊，夜间常突然惊醒，啼哭不止。

4.1岁以后的小儿表现为出牙晚，有的小儿1岁半时仍未出牙，前囟门闭合延迟，常在1岁半后仍不闭合。

5.前额高突，形成方颅。

6.常有串珠肋，是由于缺乏维生素D，肋软骨增生，各个肋骨的软骨增生连起似串珠样，常压迫肺脏，使小儿通气不畅，容易患气管炎，肺炎。

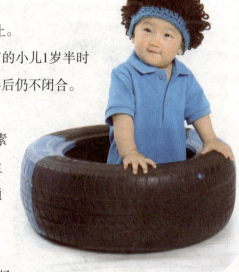

父母怎么给宝宝补钙？

1.适当晒太阳这是最有效、方便和经

济的方法。经常让宝宝在户外活动。春秋天，父母可直接让宝宝在太阳下，夏天在树荫下，使宝宝的皮肤经常接触紫外线。紫外线照射，可促进皮肤内贮存的7-脱氢胆固醇，经光化学作用转化为维生素D_3。太阳光照射，可使皮肤贮存维生素D_3备用，不会使维生素D过量。晒太阳时不要隔着玻璃窗，阳光中的紫外线很少能穿透玻璃窗。

2.口服维生素D。维生素D的制剂很多，父母可以自行选用，婴儿胃酸浓度低，最好选择葡萄酸钙、乳酸钙等有机钙；3岁后的宝宝胃酸浓度逐渐增高，可选择含钙量较丰富的无机钙，如碳酸钙。每天定量给宝宝服用。一般从出生后半个月到1个月开始服用，一直服到2岁半或3岁。补钙时一定要同时补充维生素D，促进钙在肠道的吸收和利用，理想的补钙方法是分别服用维生素D和钙剂。避免把钙剂放到牛奶、米汤或稀粥等食物中，食物中的植酸会影响钙吸收，导致体内钙吸收下降。钙剂最好在两餐之间服用，这样可使钙被体内更好利用，进餐时服用容易影响钙的吸收率。

🏠 父母给宝宝补钙的注意事项

1.如果宝宝服用维生素D强化的配方奶，根据奶量计算维生素D的用量，不足部分加以补充，避免因维生素D过量而中毒。

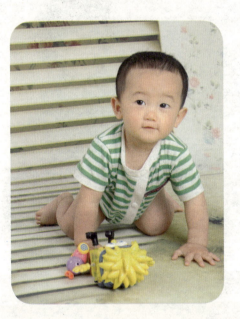

2.宝宝服用维生素D过多是会中毒的。400单位是每天的维持量，不是治疗量。

3.如果发现宝宝有佝偻病，必须在医生的指导下，给予相应的治疗。

4.菠菜、苋菜等绿色蔬菜先焯一下好，除去草酸，再和豆腐一起炒，以免影响本身及其他食物中的钙吸收。

5.烹调鱼或排骨放些醋，用小火长

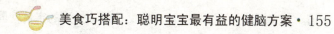
久熔焖，使鱼骨、排骨中的钙充分溶出，钙与蛋白质在一起也最容易被吸收。

6.大米和白面中含有很多植酸，影响钙的吸收。制作前，最好先将面粉发酵或把大米放在温水里浸泡一下。

7.黄豆（大豆）中植酸含量很高，可采用发芽方法去掉，以促进钙的吸收和利用。

8.把豆腐和鱼一起炖，鱼肉中含有的维生素D促进豆腐中的钙吸收；把西红柿与鸡蛋同炒，西红柿中的维生素C促进鸡蛋中的钙吸收；雪里红与黄豆同食，都可使钙的吸收和利用率大为提高。

9.少吃高盐、高油、高蛋白饮食，如汉堡、炸鸡、薯片、虾味鲜、蚕豆酥等；少吃高磷食品，如汽水、可乐等。前者增加钙的排出，后者妨碍钙的吸收。

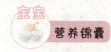 营养锦囊

1.补钙营养小包子套餐

原料：饺子粉500克，牛奶250毫升，北豆腐半盒，小油菜250克，虾皮2勺，鸡肉馅200克，鸡蛋1个，酵母粉、花生油、盐、胡椒粉、鸡粉、葱姜等各适量。

做法：（1）饺子粉加酵母粉拌匀；加温牛奶和面；面团在室温下发酵。

（2）小油菜洗净切碎；豆腐压碎；虾皮剁碎。

（3）油菜、豆腐和鸡肉馅混匀，加盐、葱姜末、胡椒粉、鸡粉等调味品拌好，再加入生鸡蛋1个和虾皮粉搅匀。

（4）发酵好的面团做剂子，包上做好的馅，做成包子。

（5）醒发1小时，然后蒸熟。

（6）配红豆粥一碗和芹菜胡萝卜花生小菜一份食用。

注意事项：

（1）和面不放水，全部用温牛奶。

（2）包子做成皮薄馅大，以便宝宝充分摄入其中的含钙物质。

（3）油菜不要挤去汁水，因为营养成分主要在菜汁中，而鸡肉馅和虾皮粉都具有良好的吸水能力。

（4）北豆腐中含钙比南豆腐多，而内酯豆腐含钙很少，所以不要使用内酯豆腐。

营养师点评：

面粉中加入牛奶，极大地提高了包子皮的营养价值。牛奶是钙的最好来源，而牛奶中的钙在发酵和蒸包子的过程中不会受到破坏。豆腐点卤时使用钙盐，它是天然的钙强化食品，也是没有牛奶时最好的钙来源；油菜是蔬菜中含钙较多的品种，而且其中草酸含量低，不会妨碍钙的吸收；小虾皮中含钙极多。与之搭配的豆粥比白粥含钙量丰富得多，而芹菜、花生都是钙较多的食物。总之，这份包子套餐是膳食补钙的极好方式，而且口味好、营养丰富、容易消化吸收。

2.补充钙和维生素A的午餐

蔬菜虾丸汤+麻酱油麦菜+大米小米饭

原料：瘦猪肉馅200克，胡萝卜50克，蘑菇50克，鸡蛋1个，油菜叶100克，油麦菜2棵，紫菜1片，虾仁半勺，淀粉1勺，盐、油、姜汁、鸡粉、胡椒粉各3人份。

做法：（1）猪肉馅斩细；虾仁剁成末；蘑菇切碎末；胡萝卜先擦丝然后切碎末；油菜叶洗净。

（2）猪肉馅加少许盐、姜汁和胡椒粉搅拌，然后慢慢放入虾仁糜、蘑菇末和胡萝卜末。

（3）在馅中拌入淀粉，打入鸡蛋，搅匀。

（4）锅中放水，烧开后加鸡粉和1勺油；把肉馅做成小丸子，下到汤里。

（5）烧开后放入油菜段，再烧开后加入剪成条的紫菜；点几滴香油盛出。

（6）麻酱用热水化开，加盐、醋和1勺鲜味酱油搅匀。

（7）油麦菜洗净切段，把麻酱汁浇在上面即可。

注意事项：

（1）油菜可以用其他绿叶蔬菜代替，但是如果是菠菜则需要预先焯水，以免草酸太多影响营养吸收。

（2）也可以在肉馅中添加其他蔬菜，如海带、南瓜、洋葱、番茄、香菇、山药、荸荠等。

（3）蔬菜不可以挤汁，因为营养素主要在菜汁当中。

营养师点评：

宝宝挑食时，不妨用"藏起来"的方法给他吃不喜欢的蔬菜。做饺子、锅贴、春卷等都是好主意，但做丸子更简单。胡萝卜和油菜分别是橙色蔬菜和绿叶蔬菜的优秀代表，富含胡萝卜素和维生素C，对宝宝的营养供应很要紧；它们钾和镁的含量也很高，可以帮助儿童维持酸碱平衡。蘑菇当中含有菌类多糖，有利于提高免疫系统的活性，还有较多的蛋白质和维生素。虾仁和麻酱中钙含量十分丰富，而紫菜是微量元素的好来源。加上蛋白质质量高、维生素B丰富的猪肉和鸡蛋，这份简单的菜肴综合了肉类、蛋类、菌类、藻类、水产类和蔬菜类多方面的营养来源，营养平衡而丰富。

3.三色软米饭+虾茸豆腐蒸蛋+紫菜拌菠菜

原料：豆腐200克，虾茸50克，鸡蛋1个，大米100克，山药30克，胡萝卜小半个，火腿30克，油菜叶1片，着味紫菜3大片，菠菜200克，炒芝麻1勺，盐、醋、香油、鸡粉各3人份。

做法：（1）胡萝卜、西式火腿和山药切成碎末，撒在放了米和水的电饭锅中蒸熟。

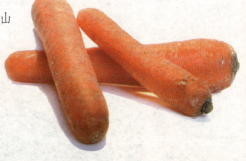

（2）虾肉斩细；豆腐拍成泥；鸡蛋打散加盐；油菜叶1片洗净切末。

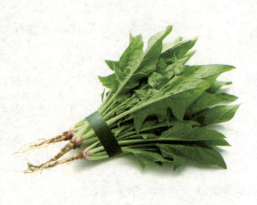

（3）豆腐和鸡蛋混在一起，中间加入几勺虾茸摆成梅花形，周边放青菜末，中间点香油。

（4）放蒸笼中蒸到鸡蛋凝固，取出即可。

（5）菠菜洗净，热水焯软，取出切小段。

（6）加入盐、醋、香油和炒白芝麻拌匀盛盘。

（7）着味紫菜剪成细条，放在拌菜顶上。

注意事项：

（1）菠菜需要彻底焯水，而且不能太硬。

（2）放在饭里面的配料切得细一点，以免宝宝咀嚼中不小心呛着。

（3）紫菜一定要烤过着味的才好，否则里面有沙子不安全，还有腥味。

营养师点评：

这份午餐适合年龄较小的宝宝。因他们牙齿没有长好，咀嚼能力比较差，所以食物应尽量软烂、细嫩，避免伤害口腔。然而这时候生长发育很快，所以营养要求较高。这份午餐中食物品种丰富而容易消化，包含了谷类、水产品、豆制品、蛋类、蔬菜和海藻，营养全面均衡，形象美观，简便易做。其中豆腐和虾都是富含钙的食物，鸡蛋、豆腐、虾和火腿富含优质蛋白，菠菜和胡萝卜富含胡萝卜素，紫菜和芝麻富含微量元素，芝麻和菠菜可以润燥，山药还有健脾胃的作用。因此这份食谱可以在提供充足营养的同时帮助宝宝预防秋季的干燥，预防便秘。

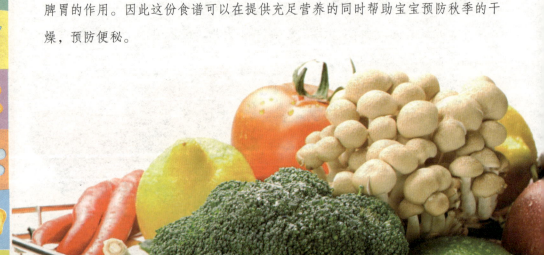

正确吃午餐晚餐的六原则

"早上吃好、中午吃饱、晚上吃少"一直是古今中外营养专家们倡导的健康饮食理念，但现在，不少宝宝却把这句话反过来做，早餐、午餐马虎对付，晚餐很丰盛，这种吃法非常不好，因为晚餐的多食会造成宝宝肥胖，对宝宝的健康非常不利。

想要宝宝健康的父母们，一定要注意让宝宝合理膳食，不光要吃好早餐，午餐、晚餐也同样不能忽视。

■ 原则一：吃足够多的主食

由于现代人收入越来越高，食物极大丰富，很多父母有意无意地培养宝宝"少吃饭、多吃菜"的习惯。其实，主食就是粮食薯类豆类，绝不能把鱼肉蛋当成主食，自古以来如此。富裕之后改变了这一点，结果带来了肥胖和慢性病的高发。所以，为了养成宝宝健康饮食习惯，父母应当每餐都给宝宝吃含淀粉的食物，而且总量一定要和菜肴相当或更多。

在午餐当中，宝宝可以吃些容易消化的米饭、馒头、小花卷、小包子、面条、通心粉、小窝头等等，晚餐可以适当吃点粗粮杂粮薯类，比如蒸红薯、蒸山药、八宝粥、紫米粥、绿豆粥、小米粥等，和精白米精白面的食品替换食用。

■ 原则二：多吃新鲜蔬菜，适当用薯类替代粮食

水果一般可以作为两餐之间的加餐和零食，而蔬菜只能在正餐时食用。一

第一章
第二章
第三章
第四章
第五章
第六章
第七章
第八章
附录一
附录二

般来说早餐的蔬菜量都会很少，甚至没有，吃蔬菜的任务主要落在午餐和晚餐上。所以这时候要多多益善，变着花样地给宝宝吃菜，养成他一生爱吃菜的好习惯。

午餐可以考虑吃一些容易烹调的蔬菜，晚餐就可以吃品种更多、烹调比较费时间的蔬菜。还可以考虑把一部分主食换成薯类，因为薯类的营养价值介于粮食和蔬菜之间，用土豆、红薯、山药、芋头等部分替代粮食，就等于多吃蔬菜。

📖 原则三：吃适量的鱼、禽、蛋和瘦肉

鱼肉类能提供很多蛋白质和矿物质，对宝宝的正常发育是必要的。特别是海鱼类含有丰富的W-3脂肪酸，对神经系统的发育有帮助。肝脏里面含有大量的维生素A、维生素D和铁、锌等多种矿物质，可以偶尔补充一点。提倡宝宝每天吃1两肉，1个鸡蛋，每周吃1～2次海鱼，每个月吃两三次动物肝脏，比如鸡肝、猪肝。

考虑到肝脏是解毒的器官，其中污染物质含量可能偏高，宝宝的解毒能力又比较差，所以并不提倡宝宝三天两头地吃肝脏。要多吃的话，最好能够购买经绿色食品或有机食品认证的品牌。

📖 原则四：吃豆制品替代部分鱼肉类

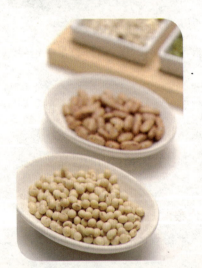

很多人都认为豆制品是一种素食，往往用它来替代蔬菜，这可就想错了。豆制品是用来替代鱼、肉的东西。它的蛋白质并不逊色于肉类，而钙却比肉要高几十倍。所以，部分用豆制品来替代鱼肉类，对宝宝的健康是很有帮助的。其实，肉并不是需要每天吃的东西。可以考虑每周有两天不吃肉，只给宝宝吃豆制品和牛奶鸡蛋，加上蔬菜和主食。这样，宝宝所得到的钙就会更多，得到的脂肪却会较少，降低

发胖的几率。

🎁 原则五：少放油盐，不放味精

宝宝的肾还不能处理太多的盐分，而味觉喜好也在形成阶段。如果这时候给宝宝过多的盐和味精，就会让他们形成一个过重的口味，一生都会喜吃浓味食品，增加成年后发生高血压、心脏病和胃癌的危险。特别是对于女宝宝来说，盐和味精太多的食品可能会加剧她们未来经前期综合征的麻烦，更影响她们长成水灵的皮肤和苗条的身材。

烹调中的油更是需要控制，因为我国城市儿童的肥胖率已经达到令人担心的程度，很多大城市超过10%。究其原因，很大程度上是因为零食多、烹调加油多的缘故。如今宝宝的运动量比父母小时候要小很多，热量消耗少，特别容易胖。

所以，宝宝的饭菜不能和大人一样。主食当中坚决不能放盐，菜肴的盐也要比成年人少一半。油炸食品尽量不要让宝宝吃，采用蒸、煮、炖和凉拌的方式比较理想。

🎁 原则六：不要让宝宝吃得太多、长得太胖

很多父母觉得宝宝越壮越好，总是想给宝宝塞进去尽可能多的东西，这种想法是非常错误的。所谓"过犹不及"，对于任何生物来说，幼年时期得到过多能量，都会影响到长成之后的抵抗力和寿命。比如说种庄稼，苗期不能施太多的肥，浇太多的水，否则到了后期容易生病，而且容易倒伏，也就是抵抗力特别差。人类也是一样。宝宝需要的是充分的维生素和矿物质，而不是大量的油、糖和过多的蛋白质。

宝宝是否生长正常，只要去儿童医生或营养师那里看看他是否在生长曲线的正常范围里即可，而无须和其他宝宝攀比。哪怕

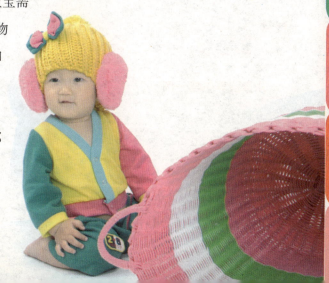

宝宝看起来略微偏瘦一点，只要他精神饱满、体能充沛、脸色润泽、不爱生病、聪明敏捷，就是健康的宝宝。相反，那些脂肪过多、动作迟缓的宝宝，往往并不健康。很多宝宝甚至肥胖、贫血、缺钙同时存在。

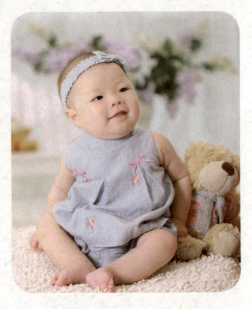

实际上，儿童天生知道如何控制食量。如果让他们自己吃，一餐两餐可能吃得少一些，但是饿了之后他们自然会调整食量，吃到合适的程度。相反，永远由大人规定食量，每餐都吃得超过身体需要，正是未来肥胖的根苗所在。美国的多项研究证明了这一点。就算宝宝胃口差一点，父母也不需要拼命给宝宝塞食品。如果有消化吸收不良的问题，可以看看中医，吃一点改善脾胃的药。让他们适当增加户外活动，也可以起到提高食欲的作用。

如果宝宝身体瘦弱，或者休息较晚，可以考虑晚上加一点夜宵，比如酸奶、牛奶、鸡蛋汤面、八宝粥、藕粉、芝麻糊等。如果有营养素缺乏的状况，只要在改善饮食习惯的基础上，咨询营养师适当补充营养素就可以了，千万不要给宝宝乱吃补品和营养品。

 宝宝 **营养锦囊**

儿童营养午餐一例

主食：米饭1小碗。

菜肴：嫩豌豆虾仁炒蛋半小盘，焯拌红苋菜半小盘（菜焯软后切成小段放少许豉汁蚝油掠拌）。

汤：菠菜豆腐羹1小碗。

下午点：自制草莓奶昔1杯（草莓半杯，牛奶半杯，碎冰2勺，糖1勺，草莓酸奶1小杯，放打汁机中打匀，分成小杯即可）。

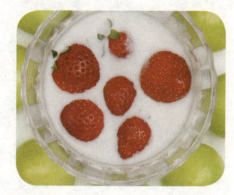

儿童营养晚餐一例

主食：蒸山药1段（切成小块），小米粥1碗。

菜肴：鸡心碎炒青椒碎半小盘，芝麻酱拌蒸豆角半小盘（豆角蒸软，切小段放芝麻酱汁凉拌）。

夜宵：冲芝麻糊1小碗健胃促消化的加餐。

山药芡实山楂羹

原料：

山药50克，芡实20克，山楂100克，冰糖30克，糖水罐头水果、草莓、猕猴桃块等少许。

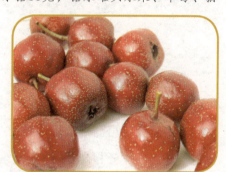

做法：

（1）芡实加半碗水浸泡24小时，煮软。

（2）新鲜山药去皮，立刻放热蒸笼中大火蒸熟，直到软烂。

（3）把山药碾成泥，芡实用打浆机打碎。

（4）山楂去核切碎，加8倍水小火熬软，让汁变浓。

（5）山楂汤滤去皮渣，取汁。

（6）用山楂汁、山药泥和芡实浆混合成羹状，加入糖到酸甜适口。

（7）搅匀，分装成小碗，中间放一小块水果点缀，放在冰箱里备用。

（8）取出后，在室温下温一会儿，然后可以用勺食用。

注意事项：

（1）山药要新鲜洁白、紧实沉重者。

（2）山楂要新鲜饱满的，这样维生素和果胶才更丰富，风味更浓。

（3）山楂核要去干净，避免有呛入儿童气管的危险。

营养师点评：

山药滋补脾胃，强身健体；山楂健脾开胃消食；芡实能健脾开胃。三者搭配对于食欲较差的宝宝具有很好的开胃作用。实际上，这三种食品营养价值都相当高。山楂所含维生素C比橙子还要多，而且因为具有强酸性，在加热中维生素C保存率很高。其中所含黄酮类物质极为丰富，具有提高抵抗力和抗氧化的作用。山药和芡实富含钾，还有丰富的维生素B，对促进新陈代谢均有帮助。因此这道小吃既美味，又营养，还具有强壮作用。山楂中的丰富果胶有天然的增稠凝冻作用，加糖可以促进胶状物质的形成。

夏季防暑饮食调理

炎炎夏日的到来，漫长的暑热，致使很多宝宝经常长痱子。对于很多宝宝来说，一年四季最难过的便是夏天。高温炎热对人体本身就是一种"逆境"，身体必须靠大量出汗来维持体温的恒定。汗水的成分相当复杂，除水分之外，还含有钠、钾、钙、镁等矿物质，维生素C和多种维生素B，以及少量蛋白质和氨基酸。同时，高温使得消化液分泌减少，消化能力下降，而出汗导致的营养素和水分的大量损失，加重了食欲不振、四肢乏力的感觉。宝宝的体温调节能力较成年人差，代谢速度又快，身体对水分和营养素的缺乏更为敏感，"苦夏"现象往往更为明显。

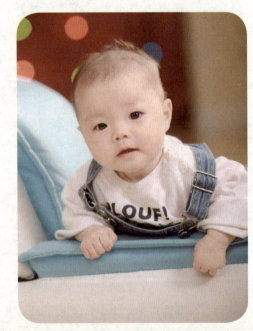

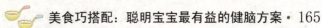

那么，怎样才能帮助宝宝健康地度过酷暑呢？父母们不妨试试以下几招。

📦 吃水果，喝粥汤，补充电解质

按体重计算，宝宝需水量是成年人的3倍左右，所以，在夏季一定要供给宝宝足够多的含水分食品。更重要的是，要补充出汗时损失的各种矿物质，尤其是钠和钾。钾和宝宝的抗高温能力有关，在体内缺钾时，宝宝很容易发生中暑现象。

夏天是甜饮料消费的旺季，然而，绝大多数甜饮料当中仅仅含有糖分和水分，却不能提供钠、钾、钙、镁等电解质，也不含维生素。因此，父母不要用甜饮料来为宝宝解渴。

那么什么样的食品和饮料含有足够的电解质呢？水果当然是一个上好的选择。各种新鲜时令水果都含有丰富的矿物质，具有较好的解暑作用。应当鼓励宝宝吃水果，父母还可以制作新鲜的果汁或者果泥，帮助宝宝吃到更多的水果。

另一个很好的选择，就是营养丰富的粥汤和解暑饮料，其中尤以豆汤、豆粥对补充矿物质最有帮助。豆类含有夏天所需要的各种养分，特别是豆皮部分，富含解暑物质和抗氧化成分，对宝宝很有帮助。父母们通常只知道绿豆汤特别适合夏天，其实扁豆汤、红豆汤、豌豆汤也是非常不错的选择。煮汤的时候，记得不要把豆皮去掉，而且要盖着锅盖来煮，减少豆皮中多酚类物质的氧化。

果汁和豆汤所含有的养分，远远胜过那些昂贵的功能性饮料和运动饮料。当然，这些功能性饮料当中也含有一些维生素和矿物质，然而，那些运动饮料常常含有过多的钠，而维生素饮料中维生素C含量很高，维生素B_1和维生素B_2却不见踪迹，父母们可不要误以为它们能够补充全部的营养成分。

给宝宝供应汤水时，一定要注意少量多次，因为暴饮可能造成突然的大量排汗，还会导致宝宝食欲减退。刚从冰箱中拿出的饮料和水果，一定要在室温

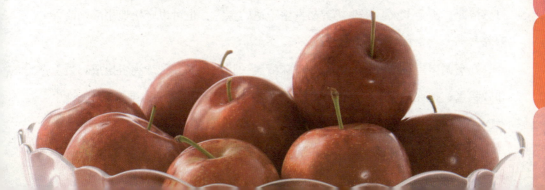

下放一会儿才能食用，避免冷凉作用让胃肠血管收缩，影响消化吸收，甚至引起腹痛腹泻。

🎒 酸奶、鸡蛋和豆类，供应蛋白质

宝宝正处于快速生长的时期，蛋白质对发育生长特别必要。在35℃以上的高温中，人体排汗会损失大量蛋白质，同时体内蛋白质分解也会增加。然而，在炎热天气中，宝宝往往食欲不振，最容易发生蛋白质摄入不足的现象。

虽然大量的水果和汤羹会带来水分、电解质和维生素B，却不能为宝宝提供足够的蛋白质。因此，用清爽而容易消化的食物来供应蛋白质，就是夏天的营养重点。这时候，豆类、奶类、蛋类和瘦肉都是不错的选择。每天如果能保证250克牛奶，1个鸡蛋，100克豆腐，50克瘦肉和鱼，再加上豆粥和少量坚果，就可以基本上满足宝宝的蛋白质营养需要。

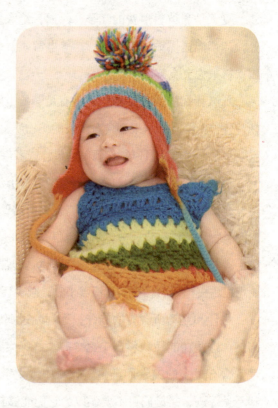

酸奶是夏天里特别好的儿童食品。酸奶的营养价值高于牛奶，它不仅含有极易消化的蛋白质，以及大量的维生素B和钙，还含有大量活性乳酸菌，能够改善消化吸收功能，还能抑制肠道中的腐败菌，可以帮助宝宝在夏天提高抵抗力，避免肠道感染性疾病。同时，酸奶味道可口，口感清凉，不会上火。喝牛奶容易发生不适的宝宝，也可以轻松地用酸奶改善营养。

在烹调肉蛋类的时候，要注意口味清淡一些。比如，把炒鸡蛋换成鸡蛋羹和咸鸭蛋；把红烧肉换成清炖肉，等等。蛋类可以提供不少的维生素A、维生素D，又容易消化，所以对宝宝的夏日营养十分重要。

坚果的营养价值特别高，对宝宝的智力发育也很有好处。但目前市场上加工的坚果往往含有过多的盐分，还可能有明矾、甜味剂、抗氧化剂等添加成分。因此，如果给宝宝吃坚果，最好使用不加入盐分、也没有经过炒制的新鲜天然产品。每天吃两个核桃或者七八粒杏仁，这样宝宝不会上火。

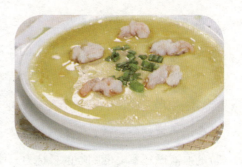

🍴 绿叶蔬菜加杂粮，补充维生素

夏季出汗会损失较多的维生素C和维生素B_1、维生素B_2，而缺乏这些维生素会使人身体倦怠、抵抗力下降。据测定，高温天气中水溶性的维生素需要量是平时的2倍以上。补充维生素C的好办法是多吃蔬菜和水果，补充维生素B_1的好食品是豆子和粗粮，维生素B_1的最好来源则是牛奶和绿叶菜。

很多宝宝夏日喝甜饮料，吃白粥，而这些食品维生素含量都特别低。粗粮的营养价值远远高于白米饭和白面包，不妨把它们制作成杂粮粥，比如八宝粥等，经常给宝宝吃，可以替代一部分饮料，也可以作为加餐。

选择蔬菜的时候，要特别注意深绿叶菜。这是因为，无论是维生素还是矿物质，或是抗氧化成分，深绿叶菜都比浅色的蔬菜要高。一些家庭到了夏天就喜欢吃大量黄瓜冬瓜之类的浅色蔬菜，殊不知，它们虽然能清火利水，却不能提供足够的养分。最好能吃一半的绿叶菜，大约150克左右，加上一半的浅色蔬菜，给宝宝供应最全面的蔬菜养分。

考虑到宝宝的消化功能有所下降，在调味上的原则是少油腻，多酸香。当然，不能忽略的一点是保证食品卫生，凉拌的蔬菜一定要清洗干净。

🍴 少吃冷饮，保持食欲

夏天爱吃冷饮是所有宝宝的通病，父母们不可忽视。实际上，冷饮只能使

第一章 第二章 第三章 第四章 第五章 第六章 第七章 第八章 附录一 附录二

口腔感到凉爽，却并非解暑佳品。

研究证明，冷饮不能降低人的体温，相反，由于血管遇冷收缩，反而降低了身体散热的速度。此外，冷饮中含有大量糖分，因此它们不能解渴，反而可能越吃越渴。冷饮的第二个害处是刺激胃肠壁，降低消化能力。宝宝餐前吃冷饮会严重地妨碍食欲，影响夏天的生长发育。冷饮的第三个害处是妨碍咽喉部位的血液循环，降低咽喉的抵抗力，使宝宝容易发生呼吸道感染。

因此，建议父母们限制宝宝吃冷饮的数量，而且应当在饭后1小时之后食用。

宝宝 营养锦囊

黄瓜。黄瓜含有维生素A、维生素C及钙、磷、铁等成分，含钾尤其丰富，具有解暑清热的功效。"黄瓜气味甘寒，服此能利热利水。"黄瓜生熟吃皆可，还可去皮切片，加许糖、醋、酱油、味精及大蒜泥拌和佐餐。

西瓜。西瓜性寒凉，民间又叫寒瓜。在炎热的暑天吃几块西瓜，既香甜可口，又清凉解渴。西瓜不仅能解暑止渴，而且营养十分丰富，含有人体所需的多种营养成分。夏天出现中暑、发热、心烦、口渴、尿少，或其他急性热病时，均宜用西瓜进行辅助治疗。西瓜除吃瓜瓤外，瓜皮亦可煎水服用。

丝瓜。丝瓜有清热解暑的功效。丝瓜能"清热利肠"。暑天吃些丝瓜汤，能消暑解热。做汤时烹煮时间不宜长，最好能保持丝瓜的鲜绿色泽。丝瓜皮和丝瓜花一起熬水代茶，也有防暑解热之效。

冬瓜。冬瓜性寒，有清热、益脾、利尿、除湿之功效。可切片煮汤或炒食，亦可清煮蘸调料食用。

苦瓜。苦瓜性寒，有清热解毒的功效。苦瓜能"除邪热，解劳乏，清心明目"，对中暑、痢疾、恶疮、消渴等病症均有一定治疗作用。苦瓜营养丰富，含多种氨基酸、维生素和矿物质。苦瓜只要烹调得法，淡淡的苦味中带有清香，吃起来别有一番风味。

绿豆。绿豆有清热、解暑、解毒、利尿的功效。绿豆稀饭消暑效力较弱，单用绿豆熬汤效力较强。

补铁美味营养餐制作

铁是血红蛋白的重要组成成分，血红蛋白参与人体氧气的运输和存储。由于体内铁的储存不能满足正常红细胞生成的需要而发生的贫血称为缺铁性贫血，一般会在持续缺铁3～5个月时发生。宝宝缺铁通常会表现为：爱哭闹，睡中惊醒，精神萎靡、厌食、偏食、生长发育迟缓、经常头晕、失眠、感

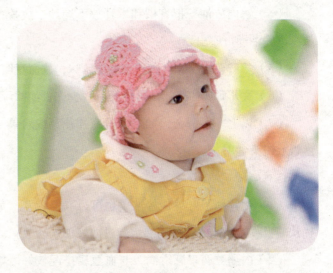

冒、发烧、咳嗽、腹泻、注意力不集中、理解力、记忆力差、学习成绩差。

下面，给需要补铁的宝宝准备几款补铁美食。

1.补铁营养套餐。

原料：

鸡心150克，青椒1个，水发木耳50克，猪血或鸡血、鸭血30克，内酯豆腐30克，油菜叶1把，花生油，盐，鲜味酱油或生抽，胡椒粉，香油。

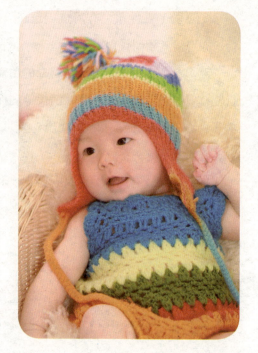

做法：

（1）鸡心洗净，在根部1/4处切断；一起放沙锅中，加花椒、茴香、姜片、香叶慢煮半小时。

（2）捞出前段鸡心，从大头纵剖成四瓣但底部相连。

（3）青椒洗净去蒂切块；木耳洗净撕片；血豆腐和内酯豆腐切丁；油菜洗净，取绿叶。

（4）锅内放油，把青椒和木耳放下煸炒，放盐，然后放鸡心同炒，最后烹少许酱油即可盛出。

（5）煮鸡心的汤取出烧开，加盐调味，放血豆腐丁和内酯豆腐丁。

（6）煮开后加油菜叶，再烧开，滴少许香油即可。

（7）以上一菜一汤，加上一份凉拌蔬菜或水果，便可作为日常午餐搭配米饭或馒头食用。

注意事项：

（1）用其他绿叶菜代替油菜也可以。但菠菜、苋菜等含草酸较多，会干扰铁的吸收，因此要提前用沸水焯过才好加入汤中。

（2）内酯豆腐口感滑润，与血豆腐搭配较好。如果用绢豆腐、韧豆腐也很好，但用北豆腐口感差些。

营养专家评点：

这个套餐营养十分全面，在供应铁方面特别出色。心是除了血和肝脏最富

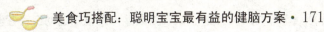
含铁的部位，比红肉的补铁效果还要好。此外它还富含锌、铜、锰等微量元素和蛋白质。黑木耳本身含铁较多，青椒是蔬菜当中维生素C含量最高者，青菜叶也富含维生素C，而维生素C有助于铁的吸收。血豆腐是血红素铁的最好来源，豆腐中所含的蛋白质也是造血所需要的营养素。

2.蔬果藕粉酸奶羹。

原料：

脆冬枣或草莓1小杯，番茄半个，藕粉20克，酸奶1小杯（125克），红糖1勺。

做法：

（1）将冬枣去核，加等量水，用食品加工机打成浆，压榨取汁，除去渣滓，取25毫升汁。

（2）番茄去皮，打成浆，取50毫升。

（3）藕粉用榨好的果菜汁搅匀，再用热水冲开，慢慢搅成透明状。

（4）酸奶放小碗中，用勺子慢慢加入藕粉，边加边混合，直到比例达到1：1。

（5）再加入红糖，慢慢搅拌均匀即可。

注意事项：

（1）酸奶要选蛋白质含量2.5%以上原味者，如果其中含有"双歧杆菌"或"嗜酸乳杆菌"者更好。

（2）不要从冰箱拿出酸奶就马上用，要在室温下放到常温，但不能用微波炉加热。

（3）用红糖而不是白糖，一定要优质的品牌红糖，

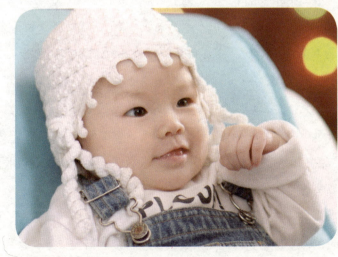

以保证其质量和安全性。

（4）搅拌速度要慢些，以保持羹状质地不破坏。

（5）如果用草莓则不用加水直接打浆。

营养专家评点：

儿童需要零食来补充正餐的营养不足，增加蛋白质、钙、铁和维生素的供应。奶类食品含铁较少，但酸奶中的乳酸有利于铁的吸收，其中的蛋白质特别容易消化，并能提高儿童的抵抗力，预防腹泻。冬枣特别富含维生素C，番茄中富含维生素C和番茄红素，都有利于促进食物中铁的吸收和利用，也能帮助宝宝提高抵抗力。加入富含铁的优质红糖，也是补充铁和多种微量元素的一个途径。如果买现成的果味酸奶，其中蔬菜水果的含量有限，而且原料不能保证新鲜，所以不如妈妈自己在家亲手制作果蔬酸奶。加入藕粉，既能补充热量、膳食纤维和多种矿物质，还能在秋冬季节起到清火润燥的作用。

宝宝营养锦囊

补铁也不是乱补的，爱子心切的父母有时会有病乱投医，但是再急着补铁也应该注意一些补铁事项。

1.服铁剂治疗前必须明确诊断，并尽可能找到缺铁的原因。

2.目前常用的口服铁剂有硫酸亚铁（含元素铁20%）、富马酸铁（含元素铁33%）、葡萄糖酸亚铁（含元素铁12%）、琥珀酸亚铁（含元素铁35%）和力蜚能（含元素铁46%）等，临床应用较多的是硫酸亚铁。

3.口服剂量：按元素铁每日每千克体重4～6毫克计算，一次用量不应超过每千克体重1.5～2毫克。折合成硫酸亚铁每日每千克体重30毫克，富马酸铁每日每千克体重20毫克，2.5%硫酸亚铁每日每千克体重1.2毫升，均分3次服用。应用上述剂量，可达到最高的吸收效果，超过此量铁吸收下降，而且增加对胃黏膜的刺激。

4.口服铁剂最常见的副作用是消化道反应，如恶心、呕吐、腹痛、腹泻、上腹部不适等。因此服用铁剂宜在两餐之间或饭后，这样可以减轻铁剂对胃肠

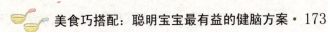

道的刺激。对少数消化道反应比较强烈的宝宝，可选用刺激性小的葡萄糖酸亚铁，或从小剂量开始，如开始先用常规剂量的1/2或1/3，待消化道反应消失后，再逐渐增加到全量。

5.铁剂应用温开水送服，不宜用茶水，因茶叶中含有鞣酸，能与铁结合形成难溶的铁盐，从而妨碍铁的吸收。服用铁剂糖浆或溶液剂时，应该用吸管，以防牙齿变黑。

6.维生素C是还原剂，可使三价铁还原成易吸收的二价铁，还会与铁络合成不稳定的抗坏血酸亚铁，并能使铁从其他结合物中释放出来，从而有利于人体对铁的吸收。维生素C本身也有促进造血的功能，故在服用铁剂的同时，应多食用一些富含维生素C的蔬菜和水果，或加服维生素C。

7.维生素A有改善机体对铁的吸收和转运等功能；维生素B_6可提高骨髓对铁的利用；维生素B_2可促进铁从肠道的吸收，可适当补充。维生素$_{12}$、叶酸对治疗缺铁性贫血无效，不可滥用。

8.高脂肪食物能抑制胃酸分泌，不利于铁的吸收，不宜多吃。含有鞣酸的食物如菠菜、柿子等，能与铁结合形成难溶的铁盐，从而妨碍铁的吸收；碱性食物如黄瓜、胡萝卜、苏打饼干等，可中和胃酸，降低胃内酸度，不利于铁的吸收；乳制品、豆乳制品、花生仁、核桃仁、海带、芝麻酱、动物肝脏、蛋等食物中含钙、磷较多，因钙、磷可与铁形成不溶性复合物，也可影响铁的吸收，所以，进食这些食物时最好与服铁剂的时间间隔1~2小时。

9.碳酸饮料如各种汽水等，以及碳酸氢钠、氢氧化铝等碱性药物都可中和胃酸降低胃内酸度，不利于铁的吸收，不宜与铁剂同时服用。

10.某些含雄黄的中成药如六神丸、清热解毒丸等能与铁反应而降低药效；含石膏、明矾、滑石的中成药如牛黄上清丸、明目上清丸等可与铁形成溶解度低的复合物。故铁剂不应与这些中成药合用。

11.在贫血得到纠正后（红细胞和血红蛋白达到正常水平），仍需继续服用铁剂6~8周，以保证体内有足够的铁贮存量，防止贫血复发。总疗程约3~5个月。

12.有消化不良或严重细菌感染时，宜暂停服用铁剂，待感染控制后再给

第一章

第二章

第三章

第四章

第五章

第六章

第七章

第八章

附录一

附录二

予铁剂治疗。

13.服用铁剂时，必须注意病因治疗，如合理喂养，给予含铁、维生素C和蛋白质丰富的食物；预防各种感染性疾病及寄生虫病等。

14.通常口服铁剂2～3天后，血液中网织红细胞数即开始上升，5～7天达到最高峰，2～3周后逐渐下降至正常，为铁剂治疗有效的指标。血红蛋白一般在治疗1～2周后逐渐回升，通常于治疗后3～4周达到正常。如果口服铁剂3周内无良好反应（血红蛋白上升不足20克/升），应去医院，查找原因。

15.由于铁剂可与肠道中的硫化氢结合而形成黑色的硫化铁，宝宝服用铁剂后，大便颜色会变黑，这是正常现象，停药后会自然消失，父母不必紧张。

16.切勿让宝宝将硫酸亚铁糖衣片当做糖果误食，避免造成铁剂急性中毒。水剂（如硫酸亚铁合剂）存放过久易氧化成三价铁而影响吸收，降低疗效，不宜再用。

补维生素A美味营养餐制作

维生素A，又称视黄醇（其醛衍生物视黄醛）是一个具有酯环的不饱和一元醇，包括维生素A_1、维生素A_2两种。维生素A_1和维生素A_2结构相似。维生素A只存在于动物性食物中，A_1存在于哺乳动物及咸水鱼的肝脏中，而A_2存在于淡水鱼的肝脏中。植物组织中尚未发现维生素A。人体缺乏维生素A，影响暗适应能力，如儿童发育不良、皮肤干燥、干眼病、夜盲症等。

下面介绍几款补充维生素A的营养餐。

1.红薯饭+娃娃菜蘑菇汤+豌豆蟹足炒蛋

原料：

红心红薯100克，大米50克，娃娃菜1棵，鸡腿蘑或猪肚菌50克，水发木耳几朵，甜豌豆10克，冻蟹足棒2个，鸡蛋1个，鸡汤、油、盐、料酒、葱花各适量。

做法：

（1）红薯洗净去皮切成丁。

（2）米加水放入电饭锅中，煮开后加入红薯丁，继续煮到饭完全成熟。

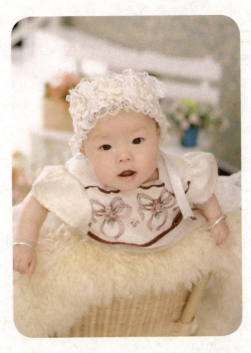

（3）鸡蛋打碎加少许盐和1滴料酒，蟹足棒化冻切2厘米长段，甜豌豆化冻用微波炉加热到半熟。

（4）娃娃菜洗净切小段，蘑菇切1厘米段，木耳洗净。

（5）锅中放1碗鸡汤烧开，加入蘑菇块和木耳煮开，再加入娃娃菜煮软。加盐调味后即可盛出。

（6）锅中放油，加少许葱花，翻炒豌豆和蟹足棒几下，然后倒入鸡蛋液一起混合，搅散，鸡蛋液全凝固时马上盛出。

注意事项：

（1）红薯最好为红心，黄心稍差，白心不可取。不能切得太早以免褐变影响米饭色泽。

（2）豌豆炒不熟可能含有凝集素，引起宝宝不适，因此最好提前加热使之半熟。

（3）鸡蛋不要炒得太老；蟹足棒容易糊底因此要快翻。

营养师点评：

这份午餐制作简单，容易消化，包含

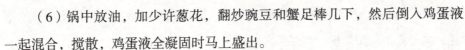

了谷类、薯类、豆类、菌类、蔬菜类、蛋类和海鲜类共7类食物，色泽也鲜艳漂亮，能吸引宝宝的注意力。红薯是胡萝卜素的好来源，也富含维生素B_2。红薯、豌豆和娃娃菜都是钾和膳食纤维的良好来源，豌豆、蛋和蟹足棒可提供优质蛋白质，而且它们质地柔软容易咀嚼。菌类富含可溶性膳食纤维，其中的菌类多糖还有提高免疫力和清除污染的作用。这些食物配合在一起，使这份午餐清淡、美味而营养均衡。

2.五彩鸡蛋饭卷+青菜豆腐汤

原料：

豆腐1/8块，鸡蛋1个，胡萝卜1/4根，番茄1/2个，黄瓜1/4根，小白菜2棵，葱花少许，粳米饭1小碗，食油1汤匙，盐少许，白醋、糖适量。

做法：

（1）胡萝卜切碎末；番茄去皮，切成小碎块。

（2）将鸡蛋打入碗中，加少量盐和2滴料酒搅匀。

（3）将豆腐沥干水，捣碎，放少量盐和胡椒粉调味。

（4）将胡萝卜末倒入煎锅，翻动使之半熟；倒下鸡蛋液盖住胡萝卜末，煎成蛋饼。

（5）鸡蛋下面刚凝固时将番茄泥和豆腐泥放在鸡蛋上面。最上面撒上葱花，再轻轻拍一拍蛋饼，翻过来煎熟。

（6）把蛋饼切成1.5厘米宽的长条。

（7）黄瓜切成直径1厘米的条，加少许盐调味。

（8）在竹帘上摊开紫菜，把用白醋和糖调味的米饭铺在上面，然后铺蛋饼和黄瓜，做成日式饭卷。

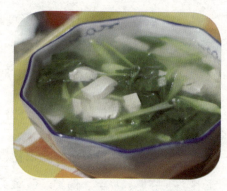

（9）豆腐切丁，小白菜洗净切小段，海带切片。

（10）鸡汤或酱汤中加入豆腐丁、小白菜段和海带片，煮10分钟即可装入小碗中。

注意事项：

饭卷的米饭铺得薄一点，段切得短一点，萝卜和海带片小一点，方便宝宝入口。

营养师点评：

这个食谱结合了日餐的特点：用手抓取食用，符合宝宝的兴趣；颜色丰富美丽，也能吸引宝宝的注意力。将优质蛋白的代表食品鸡蛋和富含钙及植物性蛋白的豆腐结合在一起，并加入了胡萝卜素最为丰富的胡萝卜，以及富含维生素C和番茄红素的番茄。口味爽脆的黄瓜不仅能改善口感，还能提供不少钾元素。用它们来配合米饭，本身就已经提供了相当丰富的蛋白质、钙、钾、维生素B和维生素C，还有适量的膳食纤维，如果配合加了嫩豆腐丁、小白菜和海带片的酱汤或鸡汤食用，则又增加了碘、硒等微量元素和更多的钾元素，营养平衡更佳。

 营养锦囊

补维生素A的加餐：南瓜木瓜牛奶羹

原料：南瓜100克，木瓜100克，米汤1碗，牛奶1杯。

做法：

（1）将南瓜和木瓜去皮去瓤，切成小块。

（2）锅中加米汤1碗，加入南瓜煮20分钟至变软，用勺子压碎。

（3）加入木瓜，煮沸后再煮5分钟，也用勺子压碎。

（4）加入牛奶，搅匀，用少许糖调味即可。

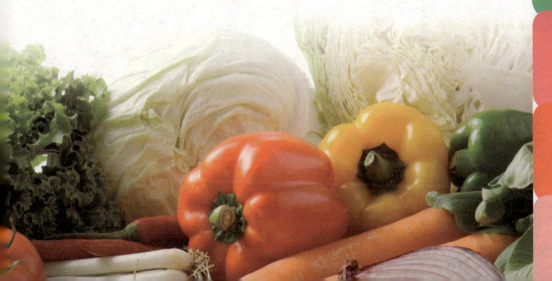

第七章

益智食品：聪明宝宝餐桌饮食面面观

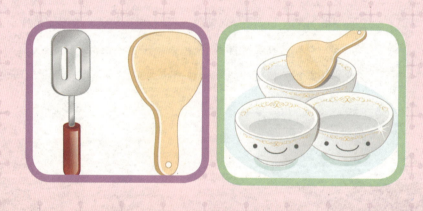

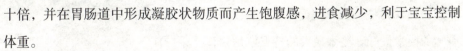

宝宝要把粗粮当做主食

现代人都吃得细、吃得精，但这并不意味着吃得健康。研究发现，"细"、"粗"都吃一点，才是最有营养的吃法。因为粗粮所含的部分营养素是精粮所无法比拟的，对我们的身体健康大有裨益。多吃粗粮不仅可以提高小孩胃肠功能，还有助于智力开发。

📖 粗粮的营养学价值

1.粗粮能够清洁体内环境。

粗粮含有大量的膳食纤维（膳食纤维被称为人体的"第七营养素"），这些植物纤维能够平衡膳食、改善消化吸收和排泄等重要生理功能，起着"体内清洁剂"的特殊作用。

2.粗粮是控制宝宝肥胖的好食品。

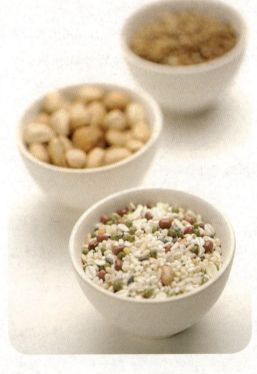

膳食纤维能在胃肠道内吸收比自身重数倍甚至数十倍的水分，使原有的体积和重量增大几十倍，并在胃肠道中形成凝胶状物质而产生饱腹感，进食减少，利于宝宝控制体重。

3.粗粮中维生素B_1的含量高。

维生素B_1是一种水溶性维生素，它的重要作用就是能作为辅酶参加碳水化合物代谢。另外，维生素B$_1$还能增进宝宝食欲，促进宝宝消化，维护宝宝神经系统正常功能。但是水稻、麦子经过加工成粳米后维生素B$_1$就有大量损失。

4.多吃粗粮可以中和人体酸碱度。

杂粮食物偏碱性，可中和人体酸性环境，缓解疲劳，增加体能，提高机体抵抗能力。

然而，粗粮也不是吃得越多越好。长期过食粗粮，会影响消化，因为过多的纤维素可导致肠道阻塞、脱水等急性状况，还会影响吸收，使人体缺乏许多基本的营养素，所谓"面有菜色"，就是纤维素吃得太多，导致营养不良的典型表现。所以，把粗粮当做主食也要讲究方法。

📖 正确吃粗粮的三大原则

1.吃粗粮要多喝水。

粗粮中的纤维素需要有充足的水分做后盾，才能保障肠道的正常工作，一般多吃1倍的纤维素，就要多喝1倍的水。

2. 循序渐近吃粗粮。

突然增加或减少粗粮的进食量，都会引起肠道的反应，对于平时以肉食为主的宝宝来说，为了帮助肠道适应，增加粗粮的进食量应该循序渐进，父母不可操之过急。

3.搭配荤菜吃粗粮。

把粗粮当做主食还应该考虑荤素搭配，膳食平衡。每天粗粮的摄入量以30～60克为宜，但也应根据宝宝的情况适当调整。

📖 常见粗粮的营养吃法

1.糙米。

营养特点：糙米词如其意，就是粗糙的米，多数米粒还包着稻皮。糙米在一般的超市中就可以买到，外观完整、色泽呈黄褐色或者浅褐色、散发香味的糙米最好。糙米最大的特点就是含有胚芽，其中维生素和纤维素的含量都很高，常吃能够起到降低脂肪和胆固醇的作用。糙米中含锌也很多，对提高宝宝智力有益。

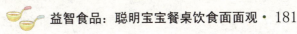

推荐吃法：糙米粥。糙米稀饭"刮"脂肪。在做糙米粥之前，要先把糙米浸泡30分钟左右，然后与做正常的米粥一样煮就可以了。糙米粥能刺激胃液的分泌，有助于消化和营养的吸收，而且其口感和气味都比白粥要好。

2.玉米。

营养特点：美味可口，营养价值高。玉米含纤维素特别高，而纤维素可加速肠道蠕动，降低胆固醇吸收，预防冠心病。此外，玉米中还含有大量镁，镁可加强肠壁蠕动，促进机体废物的排泄。

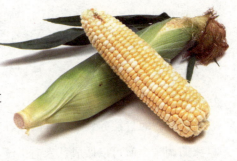

推荐吃法：既可以做菜，也可直接作为零食。菜肴中常见的有玉米炖排骨、玉米炒青豆等，作为休闲小吃就有爆米花、玉米烙等，或者煮熟了直接吃。

3.高粱。

营养特点：高粱蛋白质含量略高于玉米，钙、磷含量与玉米相当，磷约40～70%，为植酸磷。维生素中B_1、维生素B_6含量与玉米相同，泛酸、烟酸、生物素含量多于玉米。

推荐吃法：做点心。高粱米做粥做饭，都显得略粗糙了一些，如果磨成面粉做成点心，则细腻，营养多。高粱米最适合做一种叫高粱粑的点心，就是把高粱米磨成粉后加入泡打粉、白糖、鸡蛋和适量水调到黏稠，揉成面团，把高粱面团按平蒸熟，下油锅稍炸，撒上芝麻即可。

4.小米。

营养特点：小米又称粟米，含有多种维生素、氨基酸、脂肪和碳水化合物，营养价值较高，尤其是胡萝卜素和维生素B_1的含量更高。

推荐吃法：小米最常见的做法是熬粥，可以与各种粗粮搭配，做成不同风味的粥，有着很好的营养和药用功效。小米磨成粉，可制成糕点，美味

第一章 第二章 第三章 第四章 第五章 第六章 第七章 第八章 附录一 附录二

可口。如南瓜小米粥，使用的材料有小米、水、南瓜等。先将南瓜切成2厘米厚的块，小米浸泡半小时后铺上南瓜，用电饭锅焖熟即可。由于南瓜水分比较多，烹调时注意不要放入过多的水。

5.薏米。

营养特点：薏米像米更像仁，所以也有很多地方叫它薏仁。薏米含有丰富的亚油酸、维生素，容易消化吸收，对减轻胃肠负担，增强体质有很好的效果。

推荐吃法：薏米性微寒，所以并不适合煮粥或者单吃。与一些能起到温补作用的食物一起煲汤就非常适合了。可以把鸡腿、番茄与薏米一起炖煮，不但容易消化，而且能起到非常好的滋补效果。用薏米、白果等一起煮汤，再用适量冰糖调味，就可以做成薏米白果汤。另外，薏米不容易消化，所以宝宝尽量不要多吃，吃薏米的时候一定要适量，不要多吃。

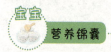

宝宝营养锦囊

1.其他粗粮的营养特点介绍：

（1）小麦：小麦含有极其丰富的脂肪、淀粉酶、蛋白酶、类固醇和维生素E、钙、磷、铁。

（2）荞麦：荞麦中含有较多的矿物质，特别是磷、铁、镁，对于维持人体造血系统的正常生理功能具有重要意义，而且，其营养价值是谷物中最丰富的。

（3）黑米：黑米外表纯黑，是我国稻米中的珍品，其营养价值比一般白米高。此外，它还含有多种维生素和锌、铁、钼、硒等微量元素。

（4）燕麦：燕麦中必需氨基酸含量很高，而且分布平衡。

2.做出好吃的粗杂粮的三个基本原则：一是和细粮搭配食用；二是粗粮细作；三是以当地地方风味菜式为首选。

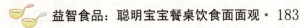

3.粗粮的分类。

谷物类：玉米、小米、红米、黑米、紫米、高粱、大麦、荞麦/麦麸、燕麦等。

杂豆类：黄豆、绿豆、红豆、黑豆、青豆、四季豆、蚕豆、豌豆等。

块茎类：红薯、山药、土豆等。

酸牛奶调节宝宝肠道微生态

现在市场上的牛奶饮品花样繁多，良莠不齐，营养价值也不一样。其中，酸牛奶是宝宝们比较喜欢的饮品之一。它由鲜牛奶或脱脂牛奶为原料，经消毒灭菌后，用纯培养的乳酸菌（发酵剂）发酵而成，是奶制品中营养最佳的一种，所含营养素高达20余种。酸牛奶中还含有半乳糖，半乳糖是构成神经系统中脑音脂类的成分，与宝宝大脑的迅速成长有密切关系，因此酸牛奶也是优质的益智饮品。

📖 酸牛奶的营养价值

1.酸牛奶的能量密度高。

酸牛奶的能量密度较高，1杯酸奶（约150毫升）可以提供给宝宝大约30%的能量和钙质和10%的蛋白质。相当于说，1个3岁的宝宝每天喝150毫升酸牛奶就能满足他全天生长发育所需要的1/3的能量和钙质。

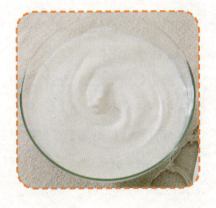

2.宝宝喝酸牛奶容易消化吸收。

酸牛奶中的蛋白质由于受到乳酸的作用形成微细的凝乳，比牛奶容易消化吸收，特别适合于消化系统比较弱的宝宝。乳酸菌进入人体肠道后，还能合成人体必需的维生素B$_1$、维生素C、维生素E和叶酸等营养素。

3.酸牛奶有预防腹泻的作用。

酸奶中含有充足的乳酸菌，并且有适宜的酸度，常饮酸奶可以有效抑制有害菌的产生，提高免疫力，从而预防腹泻或缩短慢性腹泻持续的时间，减少急性腹泻的发病率。

📘 酸奶不适宜宝宝的饮食方式

1.不要空腹饮用。

通常，适合乳酸菌生长的酸碱度在5.4以上，而人胃液的酸碱度在1~3之间，肠液在5~7之间，故而乳酸菌在肠道中可生长繁殖，在胃液中就很容易被胃酸杀死。所以酸牛奶不宜空腹饮用，否则乳酸菌易被杀死，使得保健作用减弱。

2.不要加热饮用。

酸牛奶中的活性乳酸菌对宝宝是十分有益的，能够清理肠道，增强胃肠道的消化能力，而加热后的酸牛奶活性乳酸菌会被杀死，也就失去了酸牛奶的营养价值。

📘 注意区分酸奶与酸奶饮料

1.口感不同。

酸牛奶口感醇厚。酸奶饮料由于加了水和果汁，所以口味上没有酸牛奶纯。

2.制作过程不同。

酸牛奶属于发酵型酸性饮料，由鲜牛奶或脱脂牛奶为原料，经消毒灭菌后，用纯培养的乳酸菌（发酵剂）发酵而成。

酸性乳饮料是属于非发酵型的酸饮料，以鲜奶或奶粉为原料，添加糖、水、稳定剂、有机酸、果汁等辅料调制而成，其蛋白质含量大于1%。

3.营养价值不同。

酸奶保存了鲜奶中所有的营养素，含有丰富的蛋白质、脂肪和矿物质，还有乳酸菌的肠胃调节作用，特别是选用双歧杆菌、嗜酸乳杆菌作发酵剂的酸牛奶，可在肠道内抑制有害菌的生长，调节肠道微生态平衡，增强宝宝的免疫力。此外，酸奶中的胆碱含量高，还能起到降低胆固醇的作用。

酸奶饮料只含乳酸，不含像酸奶一样能发酵的活性乳酸菌，不具有调节肠胃功能的保健功效，其营养成分含量仅有酸奶的1/3左右，蛋白质含量也仅是1%。

4.保存条件不同。

酸奶要保存在低温环境里，一般在2～8℃左右，以维持乳酸菌的活性，保存时间也比较短，通常在1个月以内。

酸奶饮料中的乳酸菌很少，甚至没有，所以保质期会比较长，保存条件也没那么严格，在室温下就能保存。

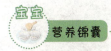

1.宝宝不宜在早上空腹饮用酸牛奶，饮用酸牛奶的最佳时间是在饭后30～60分钟之间。

2.宝宝喝酸牛奶后不能立即服抗菌药物，否则乳酸杆菌会被抗菌药物消灭。

3.对牛奶过敏的宝宝不适宜饮用酸牛奶。有些宝宝对牛奶、鸡蛋等食物中的某些蛋白质成分过敏，出现绞痛、呕吐、或皮肤过敏反应等现象，也有些宝宝的牛奶过敏症表现为贫血，这是因为摄入牛奶后引起不明显的肠道出血造成的，这些宝宝都是不宜饮用酸牛奶的。

4.宝宝饮用酸奶后要及时漱口。喝完酸奶后要及时漱口，而且饮用时最好使用吸管，这样可以减少乳酸接触牙齿的机会。

5.酸奶不宜与黄豆同食。

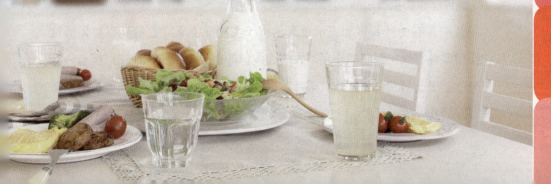

蛋黄能增强宝宝记忆力

父母在给宝宝吃什么的问题上，可谓费尽了心思，也是倍加小心。有很多父母给宝宝吃鸡蛋时都会将蛋黄扔掉，怕蛋黄所含脂肪、胆固醇太多，对宝宝健康不利，其实大可不必。蛋黄中含有促进大脑发育、骨骼发育、造血等的多种营养物质，还富含蛋白质、氨基酸、微营养素等。

🔖 鸡蛋黄的营养价值

1. 蛋黄富含各种维生素。

蛋黄中含有宝贵的维生素A和维生素D，还有维生素E和维生素K，这些都是"脂溶性维生素"。水溶性的维生素B，也绝大多数存在于蛋黄之中。而蛋黄之所以呈浅黄色，就是因为它含有核黄素，核黄素就是维生素B_2，它可以预防烂嘴角、舌炎、嘴唇裂口等。

2.蛋黄富含各种微量元素。

蛋黄中有大量的磷，还有不少的铁。同时，鸡蛋中所有的卵磷脂均来自蛋黄，而卵磷脂可以提供胆碱，帮助合成一种重要的神经递质——乙酰胆碱，对宝宝的大脑发育很有益。

3.蛋黄能保护宝宝眼睛。

蛋黄中含有的叶黄素和玉米黄素都属于类胡萝卜素，它们具有很强的抗氧化作用，具有保护眼睛的作用。人眼的成像部位是视网膜，而视网膜有一个"黄斑"，里面的黄色，就来自于叶黄素和玉米黄素。这两类物质能帮助眼睛过滤有害的紫外线，延缓眼睛的老化。

据美国研究，蛋黄中的脂溶性黄色物质当中，有1/3以上来自于这两种成分，而且非常容易被人体吸收，比直接吃玉米效果还要好。所以，对于正常的鸡蛋来说，蛋黄的颜色越黄，对眼睛健康越有好处。

4.蛋白质利用率高。

鸡蛋中的脂肪绝大部分在蛋黄内，且分散成细小颗粒，极易被吸收。蛋黄中脂肪和胆固醇的含量也比较高，无机盐和维生素也主要集中在蛋黄内。

5.蛋黄能增强记忆力。

有计划地吃一点蛋黄能帮助宝宝增强记忆力，因为蛋黄中含有卵磷脂，卵磷脂被消化之后，可以释放出胆碱，胆碱进入血液，很快就会到达脑内。据国外报道，蛋黄含有的卵磷脂有增强记忆力的作用。

美国、英国、加拿大等国研究还指出，有节律地供给足够的营养胆碱，对各年龄人的记忆力衰退症均有改善作用。因此，父母们从小就给宝宝适当地吃一些蛋黄，对补充大脑的营养、增强记忆力是十分有益的。

🔖 宝宝多大可以吃鸡蛋？

宝宝在4~6个月大时，如果看到别人吃东西小嘴也蠕动着，这时就可以给宝宝加鸡蛋了。加鸡蛋是由蛋黄开始。妈妈将煮熟的鸡蛋剥去皮，取蛋黄，开始时只能将1/4个蛋黄用少量水研碎食用，以后逐渐加至1/2，最后到1个。蛋黄可以拌在米粉中吃，也可以取鲜橙汁一两勺，做成橙味蛋黄泥，这样有利于蛋黄内铁的吸收。

初次添加蛋黄时，要观察吃过后皮肤有无出现皮疹、荨麻疹、呕吐等过敏现象，因为婴幼儿免疫力较弱，对新品种食物有可能出现过敏反应。

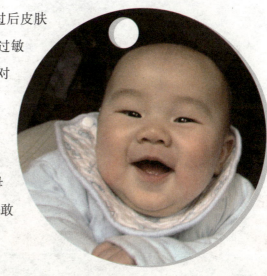

🔖 消除对蛋黄的误解

1.蛋黄中的胆固醇含量较高，胆固醇对健康不利，所以许多父母对鸡蛋产生畏惧心理，不仅自己不敢吃鸡蛋，也限制宝宝吃鸡蛋。

第一章
第二章
第三章
第四章
第五章
第六章
第七章
第八章
附录一
附录二

事实上：在正常情况下，胆固醇并不是坏东西，它是人体不可缺少的重要物质，在体内胆固醇不仅是构成细胞的基本材料之一，而且能合成多种激素。重要的是蛋黄里含有丰富的卵磷脂，是一种强乳化剂，它可使血液中的胆固醇和脂肪颗粒变小，并保持悬浮状态，从而阻碍胆固醇和脂肪在血管壁的沉积，透过血管壁为身体组织所利用，不会升高血浆胆固醇水平。处于生长发育期的宝宝，对蛋白质需求量较大，每天可吃两个蛋黄。

2.蛋黄中富含铁，给宝宝多吃蛋黄可以补铁。

事实上多吃蛋黄并不补铁。因为蛋黄中存在着蛋白和卵黄高磷蛋白，可与铁结合成可溶性差而不易于吸收的物质，故而蛋黄中铁的实际吸收率不足3%。

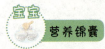

营养锦囊

1.鸡蛋含有丰富的营养物质，包括蛋白质、卵磷脂、维生素和钙、铁、磷等矿物质，它们都是人体不可缺少的营养要素。其中，蛋黄中的卵磷脂、甘油三酯、胆固醇和卵黄素，对宝宝的神经系统和生长发育还有促进作用，所以坚持吃适量鸡蛋，对宝宝健康益处多多。

2.炒鸡蛋不需放味精。鸡蛋中含有氯化钠和大量的谷氨酸，这两种成分加热后生成谷氨酸钠，有纯正的鲜味。而味精的主要成分也是谷氨酸钠，炒鸡蛋

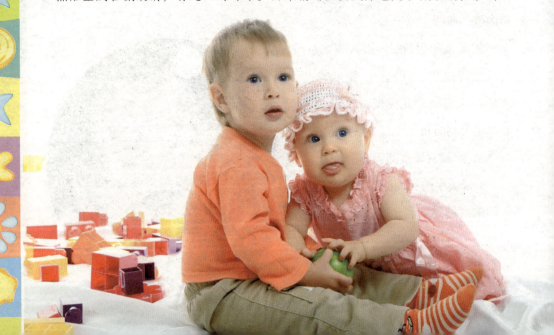

时如果放入味精，会影响鸡蛋本身合成谷氨酸钠，破坏鸡蛋的鲜味。

3.生鸡蛋的蛋白质结构致密，有很大部分不能被人体吸收，只有煮熟后的蛋白质才变得松软，人体胃肠道才可消化吸收。还有，生鸡蛋有特殊的腥味，会使中枢神经受到抑制，导致唾液、胃液和肠液等消化液的分泌减少，引发食欲不振、消化不良等症。

4.在煎荷包蛋时，如果不是要马上食用，应将蛋黄煎至全熟，以避免因长时间置放于室温下，导致细菌在蛋黄中大量滋生，造成食物中毒。

黄豆能促进宝宝神经发育

黄豆有"豆中之王"之称，被人们叫做"植物肉"、"绿色的乳牛"，营养价值最丰富。干黄豆中含高品质的蛋白质约40%，为其他粮食之冠。现代营养学研究表明，1斤黄豆相当于2斤多瘦猪肉，或3斤鸡蛋，或12斤牛奶的蛋白质含量。脂肪含量也在豆类中占首位，出油率达20%；此外，还含有维生素A、维生素B、维生素D、维生素E及钙、磷、铁等矿物质。1斤黄豆中含铁质55毫克，且易被人体吸收利用，对缺铁性贫血十分有利；1斤黄豆中含磷2855毫克，对大脑神经十分有利，对宝宝的神经发育非常有好处。

黄豆的营养价值

1.黄豆对治缺铁性贫血和神经衰弱有益。

1斤黄豆中含铁质55毫克，不但量多且易被人体吸收和利用，对缺铁性贫血十分有益；1斤黄豆中含磷2855毫克，对神经衰弱和身虚体弱的宝宝十分有益。

2.常吃黄豆益智健脑。

黄豆内含有一种脂肪物质叫亚油酸，能促进宝宝的神经发育，还具有降低血液中胆固醇的作用，是预防高血压、冠心病、动脉硬化等的良好食品。此外，黄豆能加强脑组织发育的赖氨酸，增强记忆力的天门冬氨酸、谷氨酸的含量也很丰富，而且黄豆中所含蛋白质的氨基酸组成比较接近于人体所需要的氨基酸，属于完全蛋白。所以说，宝宝多吃黄豆能提高智力，变得更聪明。

3.黄豆的食用价值高。

黄豆既可做粮食，又可做油料，食用价值很高。用黄豆可以制出如豆腐、豆干、豆皮、黄豆芽、豆浆以及豆奶、豆炼乳、豆乳粉等十几种物特美价廉的豆制食品。黄豆加工后的各种豆制品，不但蛋白质含量高，还含有

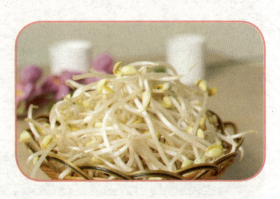

多种人体不能合成而又必需的氨基酸，其中，豆腐的蛋白质消化率高达95%，为理想的补益食疗之品。而用黄豆榨成的豆油，其营养价值更是在所有植物油中占据首位。总之，多进食黄豆，益处多多。

📖 黄豆在餐桌上的营养价值

营养学家提出，黄豆早晚两吃最好。吃黄豆最好是做成豆浆或豆腐食用，因为整粒的黄豆不利于消化和吸收，早上可以用豆浆机自己制作豆浆，晚上用豆渣蒸窝头。

早上将昨晚浸泡好的黄豆放入豆浆机中，接上电源，根据要求按一下电钮，大约20分钟后就可以饮用美味的豆浆了。做豆浆后所剩的豆渣千万不可倒掉浪费，放入冰箱保存。晚上，用早上所剩的豆渣加入玉米面，不要加水，加适量的苏打粉，做成窝头蒸熟后食用。豆浆中含有丰富的蛋白质、脂肪、碳水化合物、维生素和矿物质，早上饮用可保证人体对营养素的需求；豆渣中主要是黄豆中的膳食纤维，用豆渣与粗粮玉米面做成窝头晚上食用，不但能够粗细粮互补，而且能够促进胃肠道的蠕动，减少人体对脂肪的吸收，可防治预防宝宝肥胖症。

营养解析：大豆的营养价值很高，但直接食用会影响蛋白质的吸收，造成肠胃胀气等现象。食用整粒大豆其蛋白质吸收率大约65%左右，而加工成豆浆

后吸收率可增长至92~96%。在家中自制豆浆，还可以将绿豆、红豆、黑豆、花生等其他种类的食物与黄豆一起混合起来制成豆浆，各种食物的营养成分相互补充，使豆浆的营养素更为均衡。

另外，由于黄豆蛋白质内赖氨酸较多，蛋氨酸却较少。在以植物食品为主的农村地区，食用黄豆制品时还应注意与含蛋氨酸丰富的食品搭配使用，如米、面等粮谷类和鸡、鸭、鸽、鹌鹑等蛋类食品，可以提高黄豆蛋白质的利用率；蛋、豆搭配食用，其营养价值与肉类蛋白质不相上下。

生黄豆中，含有抗胰蛋白酶因子，影响人体对黄豆内营养成分的吸收。所以食用黄豆及豆制食品，烧煮时间应长于一般食品，以高温来破坏这些因子，提高黄豆蛋白的营养价值。

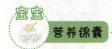

1.每100克黄豆中，含蛋白质36.3克，脂肪18.4克，碳水化合物25克，粗纤维4.8克，钙367毫克，磷571毫克，铁11毫克，胡萝素0.40毫克，维生素$B_1$0.79毫克，维生素$B_2$0.25毫克，烟酸2.1毫克以及含有一定量的维生素A、维生素E和胆碱、钠等矿物质。

2.干黄豆内虽不含维生素C，但发芽后能产生维生素C，在蔬菜淡季，可补充食用。

3.黄豆中所含的磷脂，不但有利于宝宝脑力发育，还可防肝脏内积存的过多脂肪，除掉附在血管壁上的胆固醇，维持血管软化。

4.黄豆能促进宝宝骨骼发育。黄豆中含有多种矿物质，补充钙质，防止因缺钙引起的骨质疏松，促进骨骼发育，对宝宝骨骼生长极为有利。

5.将黄豆与排骨共同煮成的黄豆排骨汤有补脑强身的作用。

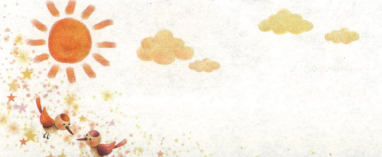

宝宝多吃鱼能补充DHA

鱼肉味道鲜美，不论是食肉还是作汤，都清鲜可口，引人食欲，是人们日常饮食中比较喜爱的食物。鱼类种类繁多，大体上分为海水鱼和淡水鱼两大类。但不论是海水鱼还是淡水鱼，其所含的营养成分大致是相同的，所不同的只不过是各种营养成分的多少而已。鱼肉营养价值极高，经研究发现，儿童经常食用鱼类，其生长发育比较快，智力的发展也比较好。

🐟 鱼肉的营养价值

1.鱼类富含矿物质、维生素及多种微量元素。

鱼类含有水溶性的维生素B_6和B_{12}、烟碱酸及生物素。鱼油含有丰富的维生素A和维生素D，特别是鱼的肝脏含量最多。鱼类还含有矿物质，值得一提的是丁香鱼和沙丁鱼，若带骨一起吃，是很好的钙质来源；而海水鱼则含有丰富的碘；其他如磷、铜、镁、钾、铁等，也都可以在吃鱼时摄取到。

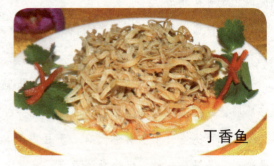

丁香鱼

2.鱼类中的蛋白质容易被人体吸收。

鱼类的蛋白质含量约15～24%，所以鱼肉是很好的蛋白质来源，而且这些蛋白质吸收率很高，约有87～98%都会被人体吸收。

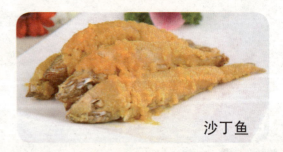

沙丁鱼

3.鱼类中含有很特别的ω-3系列脂肪酸，例如DHA。

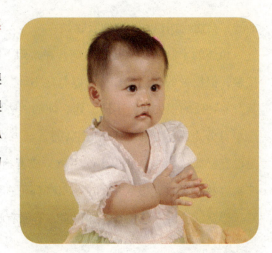

鱼类的脂肪含量比畜肉少很多，最值得关注的是鱼类还含有很特别的ω-3系列脂肪酸，例如DHA（二十二碳六烯酸），对促进脑力发育，提高宝宝智力益处非凡。

📖 鱼肉怎么吃才最营养

1.选用应季的鱼。

若想通过吃鱼起到健脑和维护心脑血管的作用，最好食用应季的鱼。因为不同季节的鱼，其体内脂肪含量有很大变化，DHA和EPA（二十碳五烯酸）的含量也随季节有所变化。应季的鱼味道好，鱼肥肉厚，而且价格便宜，DHA和EPA的含量也丰富。

2.食用养殖鱼。

人们往往喜欢食用天然鱼，因为养殖鱼的口味要逊于天然鱼。但从DHA的含量来说，养殖鱼要优于天然鱼，因为养殖鱼较肥，脂肪含量高，投喂的饲料中含有大量DHA。

3.选择合适的烹饪方法。

不同的烹调方法会影响对鱼体内不饱和脂肪酸的利用率。鱼体内的DHA和EPA不会因加热而减少或变质，也不会因冷冻、切段或剖开晾干等保存方法而发生变化。蒸鱼的时候，鱼的脂肪会少量溶解入汤中。但蒸鱼时汤水较少，所以不饱和脂肪酸的损失较少，DHA和EPA含量会剩余90%以上。但是如果烤鱼的话，随着温度的升高，鱼的脂肪会溶化并流失。炖鱼的时候，鱼的脂肪也会有少量溶解，鱼汤中会出现浮油。因此，烤鱼或炖鱼中的DHA和EPA与烹饪前相比，会减少20%左右。炸鱼时的DHA和EPA的损失会更大些，只能剩下50～60%。这是由于在炸鱼的过程中，鱼中的脂肪会逐渐溶出到油中，而油的成分又逐渐渗入鱼体内的缘故。

在炸鱼的时候，尽量不要用玉米油及葵花子油，因为此类食用油中含有亚油酸，会妨碍DHA和EPA的吸收。

鱼类的干制品通常是将鱼剖开在太阳下晒干，虽然长时间与空气和紫外线接触，但损失的DHA和EPA可以忽略不计。鱼类罐头产品，根据其加工方法，其营养物质的损失有所不同，烤、炖的做法可保留DHA和EPA的80%。

百分之百地摄取DHA和EPA的首选方法是生食，其次是蒸、炖、烤。但是没有必要认为吃鱼非得生吃不可，或者绝对不能炸着吃。DHA和EPA在体内非常容易被吸收，摄入量的60～80%都可在肠道内被吸收，有点损失不必太在意。毕竟饮食讲究色、香、味俱全，有滋有味地吃，对健康更为有利。

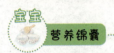

营养锦囊

1.由于DHA非常易氧化，故建议采用清蒸或烧烤方式，避免油炸，以保留较多的DHA。

2.富含DHA的食物包括：鱼类（如鲔鱼、鲣鱼、鲑鱼、鲭鱼、沙丁鱼与旗鱼等）及核果类、胡桃、单细胞藻类等。

3.DHA的摄入也要遵循脂肪酸均衡的原则。营养专家说："营养必须讲究均衡，DHA和AA也一样，过量摄入DHA和AA会产生副作用，如出现导致免疫力低下等症状。"

4.合理选用食物油能补充DHA。各种食用油中，以核桃油、亚麻油中含有必需脂肪酸a–亚麻酸ω–3最多，ω–3在人体内可以衍生为DHA。

5.营养专家建议每周至少吃鱼2次。

6.最营养的烧鱼方法：

（1）煎鱼防粘锅：可在烧热的锅里放油后再撒把盐，也可净锅后用生姜把锅擦一遍，但在煎鱼时不要经常翻动，直至鱼在

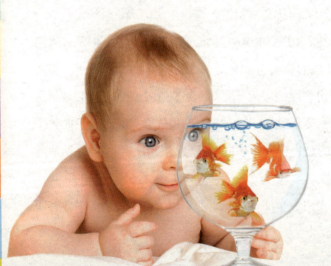

锅里煎透后再翻动。

（2）烧鱼防肉碎：红烧鱼一定要在烧之前，先行在锅里把鱼煎透，油温要高。烧鱼时汤不宜过多，一般以水没过鱼为度。翻动鱼用的铲子不要过于锋利，以防弄碎鱼肉。

（3）蒸鱼用开水：蒸鱼时先将锅内水烧开，然后将鱼放在盆子里隔水蒸，切忌用冷水蒸，这是因为鱼在突遇高温时，外部组织凝固，可锁住内部鲜汁。蒸前最好在鱼身上放一些鸡油或猪油，可使鱼肉更加滑嫩。

（4）冻鱼放奶烧：鱼长时间放在冰箱里拿出来时，可适当地在汤中放些鲜奶增加鱼的鲜味。鱼从冰箱里取出后，先放在置有少许盐的容器中解冻，因为冻鱼肉中的蛋白质遇盐会慢慢凝固，这样做可防止其进一步从细胞中溢出而失去营养。

胡萝卜，地里长出来的营养素

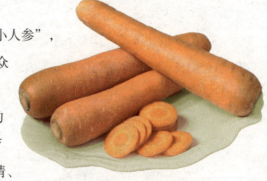

胡萝卜，号称地里长出来的"小人参"，营养价值也可和人参媲美，有"大众人参"的美誉。胡萝卜虽然属于蔬菜品种，但却含有在肉食品中才有的维生素A。维生素A是宝宝生长发育不可缺少的一种营养素，有保护眼睛、促进生长发育、抵抗传染病的作用，缺乏维生素A时皮肤干燥，呼吸道黏膜抵抗力低，易于感染，易患夜盲症、生长发育迟缓、牙齿生长不良等症。

胡萝卜的餐桌营养价值

1.胡萝卜能增强宝宝免疫力。

胡萝中的胡萝卜素能转变成维生素A，有助于增强机体的免疫功能，在预防上皮细胞病变的过程中具有重要作用。胡萝卜中的木质素也能提高机体免疫机制，间接消灭癌细胞。

2.多吃胡萝卜利膈宽肠。

胡萝卜含有植物纤维，吸水性强，在肠道中体积容易膨胀，可加强肠道的蠕动，从而达到利膈宽肠和通便的作用。

3.胡萝卜有消炎杀菌的功效。

胡萝卜素可以起到消炎的作用。平时摄入类胡萝卜素较多的宝宝，比摄入少的宝宝患关节炎的几率要少一半左右。胡萝卜的芳香气味是挥发油造成的，能增进消化，并有杀菌作用。

当然，父母们也需知道，给宝宝进食胡萝卜补充营养也像吃其他东西一样要讲科学，不科学的方法有时候比缺乏营养的伤害更大。科学地吃胡萝卜，先从了解胡萝卜开始。

🕮 吃胡萝卜的注意事项

1.不宜与胡萝卜一起吃的食物。

（1）白萝卜。白萝卜的维生素C含量较高，而胡萝卜中含有一种叫抗坏血酸的分解酶，会破坏白萝卜的维生素C，如果将白萝卜与胡萝卜混合烧煮，会使维生素C丧失殆尽。

（2）辣椒和番茄。胡萝卜中除了含有抗坏血酸的分解酶外，还含有维生素C分解酶，而辣椒和番茄中有丰富的维生素C，所以胡萝卜素不宜与其同食，否则会降低它们的营养价值。

（3）酸性食品。煮胡萝卜时忌加入酸性食品（如醋等），因为酸性物质对胡萝卜素有破坏作用。

2.适宜和胡萝卜同吃的食物。

（1）狗肉。胡萝卜含有丰富的营养成分能宽中下气、利胸膈、安五脏，令人能食，狗肉味甘、咸酸，性温，有安五脏、轻身益气、益肾补胃、暖腰、壮力气、补五劳七伤、补

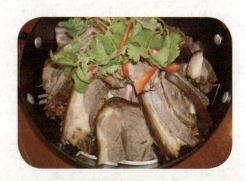

血脉等功效。因此，胡萝卜与狗肉相搭配，能增加温补脾胃、益肾助阳的功效。特别适宜于胃寒喜暖、消化不良、肾虚阳痿等病人食用。但阴虚炎旺不宜食用。

（2）猪肝。胡萝卜炒猪肝具有补虚益肝的作用，可辅助治疗营养不良、坏血病、维生素A缺乏所致的夜盲症。

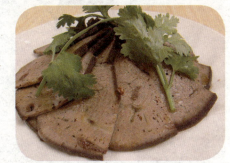

（3）猪肉。胡萝卜炒精猪肉，营养丰富，具有润肺益肝、益气血等功效。适宜于体质虚弱、四肢倦怠、饮食减少等病症。

3.胡萝卜适合油炒和用压力锅炖。

人们对胡萝卜的习惯吃法大多是生吃、切成丝和粉丝等凉拌后食用，或者是切成片同其他蔬菜炒食。其实，这些都不太符合营养原则。因为胡萝卜中的主要营养素β-胡萝卜素，存在于胡萝卜的细胞壁中，而细胞壁是由纤维素构成，人体无法直接消化。只有通过切碎、煮熟等方式，使其细胞壁破碎，β-胡萝卜素才能释放出来，被人体所吸收利用。

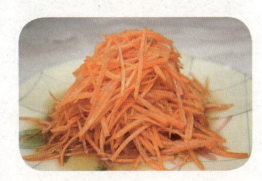

还有研究表明，β-胡萝卜素在人体内的消化吸收率与烹调时所用的油脂量密切相关，用足量食油烹调后熟食，β-胡萝卜素在体内消化吸收率可达90%。因为，β-胡萝卜素是一种脂油性物质，它只溶于油，不溶于水。所以，胡萝卜的最佳烹调方法有两种：一是将胡萝卜切成块状，加入调味品后，用足量的油炒；二是将胡萝卜切成块状，加入调味品后，与猪肉或牛肉、羊肉等一起用压力锅炖15～20分钟。胡萝卜素容易被氧化，烹调时采用压力锅炖，可减少胡萝卜与空气的接触，胡萝卜素的保存率可高达97%。

另外，胡萝卜不宜生吃。如果榨汁喝就太浪费了，因为胡萝卜素吸收利用

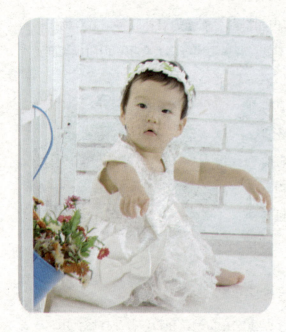

率低，又浪费了渣子中的纤维素和果胶。

你可能会说："我的宝宝不爱吃胡萝卜"。由于胡萝卜特殊的味道，很多宝宝都无法接受。其实，变变花样，讲究些烹调方法，就可以让宝宝爱吃了，比如说，将胡萝卜与肉、蛋、猪肝等搭配着吃，或将胡萝卜做成饺子、包子、馅饼；做炒菜加几粒小丁香等。

4.胡萝卜虽营养好但也不宜多吃。

如果胡萝卜吃得过多，宝宝就易患高胡萝卜素血症，导致宝宝皮肤发黄。因为胡萝卜里含有大量的胡萝卜素，如果在短时间内吃了大量的胡萝卜，那么摄入的胡萝卜素就会过多，肝脏来不及将其转化成维生素A，多余的胡萝卜素就会随着血液流到全身各处，这时宝宝就可出现手掌、足掌和鼻尖、鼻唇沟、前额等处皮肤黄染（但巩膜、黏膜无黄染，这一点与肝炎引起的黄疸不一样），但无其他症状。严重者黄染部位可遍及全身，同时宝宝可能出现恶心、呕吐、食欲不振、全身乏力等症状。有些宝宝还会出现中医所说的"上火"表现，如舌炎、牙周炎、咽喉炎等。

不过，如果宝宝出现高胡萝卜素血症，父母们也不必太过紧张。因为只要停吃胡萝卜几天，皮肤的黄色自然会褪去。只是，胡萝卜素症毕竟是病理过程，父母们还是尽量避免持续给宝宝吃过多胡萝卜的好。

5.关于胡萝卜的饮食误解。

误解：凡是绿色蔬菜及红黄色蔬菜与水果中都有类胡萝卜素，都可以作为维生素A的来源。

消除误解：的确，它们都含有类胡萝卜素，但生物效用不一样，其中β－

胡萝卜素最高，6微克相当于1微克维生素A，其他类胡萝卜素还不到它的一半。而玉米黄质、辣椒红素、番茄红素根本不能分解形成维生素A。

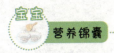

1.从胡萝卜中补充维生素A最好。不要嫌吃胡萝卜补维生素A麻烦，而让宝宝直接从动物性食品或鱼肝油中获取维生素A。虽然从动物性食品或鱼肝油中补维生素A也可以，但量的把握比较麻烦，因为从动物性食品或鱼肝油中所补充的过量的维生素A可致中毒，而从胡萝卜素转变而来的维生素A，就没有这种危险。

（2）胡萝与肉、蛋、猪肝等搭配着吃，可以遮盖胡萝卜的味儿。

（3）挑选胡萝时以质细味甜脆嫩多汁，表皮光滑形状整齐，心柱小，肉厚不糠，无裂口和无病虫伤害为佳。

宝宝对"菌"类饮食要不挑不偏

大多数的食用菌都含有丰富的蛋白质、氨基酸、维生素和矿物质，因而国内外科学家从营养角度给食用菌给予高度评价，认为食用菌集中了食品的一切良好特性，其营养价值达到"植物性食品的巅峰"，被成为"十大健康食品"之一，并把食用菌推荐为现代宇航员的食品。食用菌大多性味甘平，具有补养之功，对人体有良好的保健作用，除含有水分、碳水化合物、蛋白质及微量的钙、磷、铁外，还含有一些生物活性物质。此外，食用菌的补养之功有一个突出的特点，那就是对宝宝大脑有良好

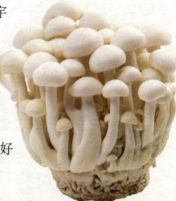

的补益作用。在日常生活中，经常食用的食用菌有：香菇、蘑菇、金针菇、猴头菇、草菇、黑木耳、银耳等。

食用菌的营养价值

1.增强宝宝免疫力。

食用菌中含有丰富的单糖、双糖和多糖，常食可以提高机体免疫系统的功能。

2.蛋白质含量高。

食用菌蛋白质含量高达37%，高出蔬菜类好几倍，大大超过肉类和乳制品。不仅如此，其所含蛋白质属于优质蛋白，含有人体不能合成的8种必需氨基酸，其中赖氨酸和亮氨酸含量较多，消化吸收率达80%以上。

3.富含多种维生素。

食用菌的营养价值很高，还在于它还富含多种维生素，尤其是水溶性的维生素B和维生素C。

4.常见的几种菌类的营养介绍。

（1）蘑菇。

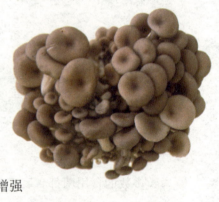

蘑菇味鲜美，能增进食欲，调养胃气，用鲜蘑菇水煎或做菜，可辅助治疗急慢性肝炎。蘑菇是许多活菌和酵素的集合体，研究发现它能巧妙地作用于生命体的复杂结构，增强机体结构活性的能力，体虚的宝宝食用可增强免疫力。经常食用蘑菇还能很好地协调人体对其他食物的吸收、转运，增加食物的营养效率。

蘑菇还富含氨基酸，有些蘑菇中蛋白质的氨基酸组成比例比牛肉还好。研究发现，蘑菇的营养价值仅次于牛奶。人们一般认为，肉类和豆类食品中才分别含有较高的动物蛋白和植物蛋白，其实蘑菇中的蛋白质含量也非常高。

（2）金针菇。

金针菇中赖氨酸的含量特别高，含锌量也比较高，有促进宝宝智力发育和健脑的作用，被誉为"益智菇"。金针菇能有效地增强机体的生物活性，促进人体内的新陈代谢，对宝宝生长发育大有益处。经常食用金针菇，可以预防肝病及胃、肠道溃疡等症，特别适合肥胖的宝宝食用，这主要是因为它是一种高钾低钠且富含纤维素和不饱和脂肪酸的食品。

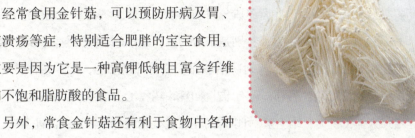

另外，常食金针菇还有利于食物中各种营养素的平衡吸收和利用，有利于排除重金属离子和代谢产生的毒素和废物。人们还发现，金针菇所含的蕈菌多糖等物质具有提高人体免疫力，抗菌消炎的作用。

（3）猴头菇。

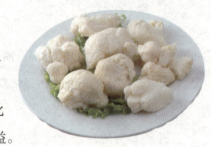

猴头菇所含的不饱和脂肪酸，有利于血液循环，能降低血液中的胆固醇含量。另外，猴头菇还能提高人体免疫功能，对消化不良、神经虚弱、身体虚弱的宝宝均大有裨益。

（4）草菇。

草菇的维生素C含量高，能促进宝宝新陈代谢，提高机体免疫力。它具有解毒作用，如铅、砷、苯进入宝宝身体后，可与其结合，形成抗坏血元，随小便排出。它还能消食祛热，护肝健胃，是优良的食药兼用型的营养保健食品。

（5）黑木耳。

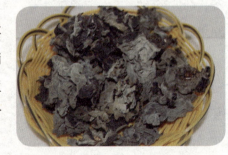

黑木耳是高蛋白、低脂肪食物，其所含的磷脂主要是脑磷脂、卵磷脂、鞘磷脂、麦角甾醇，这对宝宝脑神经的生长发育有良好的滋养作用，所以宝宝常吃可以健脑益智。

（6）香菇。

香菇能增进食欲，促进发育，增强记忆，对宝宝智力发育有促进作用。香菇含有蛋白质、氨基酸、脂肪、粗纤维、烟酸、钙、磷、铁等成分，其中蛋白质含量在菌类食物中是最高的。氨基酸中有组氨酸、谷氨酸、丙氨酸等18种氨基酸，其中人体必需氨基酸就有7种。香菇中还含有香菇素、胆碱、亚油酸、香菇多糖及30多种酶。这些营养成分对脑功能的正常发挥有重要的促进作用。

香菇还含有多种维生素，特别是丰富的维生素B（其中数维生素B_1、维生素B_2、维生素B_{12}的含量较多），对防治贫血，改善神经功能，治疗各种黏膜皮肤炎症都有一定的好处。另外，还有维生素D和维生素C。维生素D可以促进钙的吸收，增强人体抵抗力；维生素C可以保持正常糖代谢及神经传导，促进食欲。

（7）银耳。

银耳主要含有钙、铁、磷、多种维生素及碳水化合物等营养成分。

🍱 食用菌的营养吃法

1.蘑菇要吃新鲜的。

有些父母买回蘑菇后，习惯于储藏在冰箱里，觉得低温能更好地保证质量。其实，正确的方法应该是将新鲜蘑菇放在阴凉处保存。

2.清炒或清炖最营养。

菌类具有酸甜苦辣咸之外的第六种味道——鲜味。因此，当它与别的食物一起混合烹饪时，是很好的"美味补给"。专家表示，为发挥每种菌类的优势，不妨使用不同烹调方法。

香菇，味道重，比较适合红烧、油焖，比如在热油里放入葱姜，翻炒3分钟左右，或者在清蒸鱼里面配香菇。

草菇主要是爆炒，在爆炒过程中，维生素C等不容易被破坏，而且草菇吃着口感很好，适于做汤或素炒。

金针菇味道鲜美，是拌凉菜和火锅配料的上选，但最好煮6分钟以上，否则容易中毒，脾胃虚寒的宝宝也不宜吃太多。

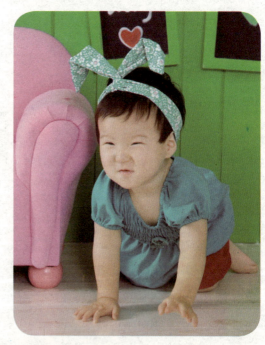

猴头菇宜用高温、旺火烧煮。

但总的来说，菌类最好还是以清炒或清炖方法为主，才不失其原汁原味。

做菜时，尽可能把蘑菇切得小一点，因为它的纤维素不仅不好消化，而且还会影响消化液进入其他食物，但是蘑菇浸出物、游离氨基酸和芳香物质却能增进食欲，促使胃液分泌，从而有利于更好地吸收其他食物。

3.食用前先去除有害物质。

菌类生长过程中可能带有部分有害物质，故食用前最好先用开水烫，将该有害物质去除，然后再焖或炒。

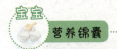

1.每天吃25克的菌类，就可以保证宝宝一天的维生素的需要量。

2.据相关研究发现，金针菇菌柄中含有一种蛋白，可以抑制哮喘、鼻炎、湿疹等过敏性病症，没有患病的宝宝也可以通过吃金针菇来加强免疫系统。

3.父母在购买金针菇时应当留意，优质的金针菇颜色应该是淡黄至黄褐色，菌盖中央较边缘稍深，菌柄上浅下深，还有一种色泽白嫩的。呈污白或乳白色。不管是白是黄，颜色特别均匀、鲜亮，没有原来的清香而有异味的，都可能是经过熏、漂、染或用添加剂处理过的，购买这样的金针菇时父母要特别留意其药剂会不会影响健康，残留量是否达标。而金针菇罐头如果颜色鲜亮，有刺鼻气味，汤汁混浊且有悬浮物的，可能是经过特殊处理的，不可选购。

4.与其他食材巧妙搭配，蘑菇会具有不同的疗效。专家指出，香菇、金针菇、平菇可炖肉或炖鸡吃，能够益气补气，增加抵抗力；做猴头菇时放一点肉烧汤喝，不仅味道鲜美，还能抗衰老；金针菇炖鲫鱼可以健脑，对宝宝智力发育有好处。

5.蘑菇中含有一种叫甲壳质的物质，有碍胃肠的消化吸收，患有慢性胃炎的宝宝忌多食用。

6.正服用铁剂的宝宝忌食用银耳。因为银耳含有较丰富的磷元素，能和铁剂结合形成不溶性沉淀物，既影响食物的营养价值，也会降低药物的疗效，所以，服用铁剂时忌食银耳。另外，患有慢性肠炎的宝宝也最好不要吃银耳。

毛豆是宝宝夏季的益智佳品

在夏季，许多父母都喜欢吃毛豆，宝宝看了也想吃，但是大部分父母都会拒绝给宝宝喂食。其实，父母们大可不必过于谨慎，给宝宝适当吃点毛豆也是益处多多的。

毛豆是大豆中专门用来鲜食嫩荚的大豆，也叫菜用大豆，其实它就是"小时候"的大豆，是尚未成熟的大豆，其营养更容易吸收利用，素有"植物肉"之称，被列为豆中珍品。

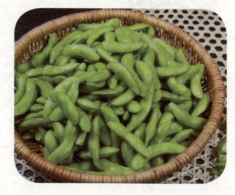

因此，营养专家建议，夏季多把毛豆"请"上餐桌。

因为夏季中人体容易出汗，随着汗液流出会带走一部分钾，钾是人体不可缺少的矿物元素，缺少容易引发犯困、疲乏、食欲不振等症状。毛豆中富含钾，适当多吃些毛豆可以帮助弥补因出汗过多而导致的钾流失，因而能够缓解由于钾的流失而引起的上述症状。

此外，毛豆还富含铁、锌等其他营养素，对宝宝智力发育很有帮助，十分适合宝宝食用。

🎒 毛豆的营养价值

1.毛豆营养价值独特，能满足宝宝生长发育的需求，有益于提高智力。

与其他蔬菜相比，鲜豆类蔬菜营养素含量相对较高：它们的蛋白质含量平均为4%，胡萝卜素普遍较高，含有丰富的钾、钙、铁、锌、硒等，维生素B_2含量与绿叶蔬菜相似。而在鲜豆类蔬菜中，毛豆的营养特点又是比较突出的。它除了具有大豆的营养价值以外，各种维生素、矿物质的含量也很高，能满足宝宝生长发育需求。比如其中富含的卵磷脂是大脑发育不可缺少的营养之一，有助于改善宝宝大脑的记忆力和智力水平。又如其中富含的锌元素，也是与智力密切相关的营养素。

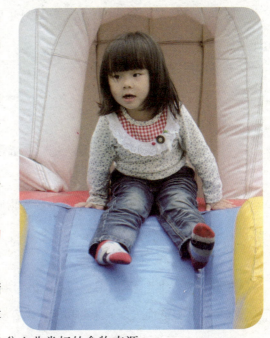

2.毛豆中富含铁，是宝宝的补铁佳品。

毛豆在生长中需要铁，也储存铁，不仅铁含量比较高，也容易吸收，是宝宝补充铁元素、预防贫血非常好的食物来源。

据有关资料显示，毛豆中的铁含量为每100克3.5毫克，远高于荷兰豆（0.9毫克）、四季豆（1.5毫克）、豌豆（1.7毫克）、豇豆（0.5毫克）、龙豆（1.3毫克）。

3.毛豆能够改善人体脂肪代谢。

毛豆中的脂肪含量明显高于其他种类的蔬菜，但其中多以不饱和脂肪酸为主，如人体必需的亚油酸和亚麻酸，还可以改善脂肪代谢，对预防宝宝肥胖症作用很大。

4.常吃毛豆有助于预防便秘。

毛豆中含有丰富的膳食纤维，可以预防和缓解宝宝便秘，有助于体内排毒。

5.毛豆能够降低血脂和胆固醇。

毛豆中含有能清除血管壁上脂肪的化合物，从而起到降低人体中甘油三酯和降低血液中胆固醇的作用，有利于宝宝健康成长，降低宝宝长大后的患病几率。

6.毛豆是维护宝宝骨骼生长的好帮手。

毛豆中的镁含量为每100克70毫克，也远远高于其他鲜豆类（荷兰豆16毫克、四季豆27毫克、豌豆43毫克、豇豆31毫克、龙豆46毫克）。镁可以维护骨骼生长和神经肌肉的兴奋性。

📖 食用毛豆的注意事项

1.不宜与毛豆同食的食物。

（1）鱼肉。

毛豆不宜与鱼肉同食，否则会把二者所含的维生素B_1消耗尽。

（2）猪肉。

毛豆中的醛糖酸残基可与猪肉中的矿物质生成螯合物，影响营养素吸收。所以，毛豆不适宜与猪肉同食。

（3）牛肝。

牛肝与富含维生素C的毛豆相克，因为牛肝中含有的铜、铁能使维生素C氧化为脱氢抗坏血酸而失去原来的功能，也容易影响维生素C的吸收。

2.肉类+毛豆的搭配并不好。

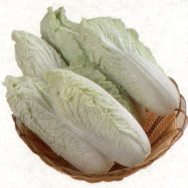

尽管毛豆营养丰富，但毛豆不可敞开吃，也最好不要搭配肉类吃。很多人认为，毛豆+肉类是比较健康的菜式，因为肉类是动物性食物，脂肪含量高，毛豆是植物性食物，属"素食"。前者热量高，后者正好来中和，二者同食，荤素搭配，既健康又美味。其实，事实刚好相反。

一般而言，动物性食物是高能食物，而植物性的蔬菜热量不高。确实如此，但毛豆却是例外。毛豆是高能蔬菜，每100克毛豆所含能量为123千卡，远远高于其他鲜豆类蔬菜（如荷兰豆27千卡、龙豆32千卡、四季豆28千卡、豇豆29千卡）和其他种类蔬菜（如白萝卜21千卡、茄子21千卡、红辣椒32千卡、冬瓜11千卡、大白菜17千卡、油菜23千卡、菠菜24千卡、藕70千卡）。

此外，肉类含有大量的蛋白质和脂肪，毛豆也一点不差，每100克的脂肪含量就有5.0克，而我们平时常吃的各种蔬菜的脂肪含量绝大多数都在1.0克以下。也就是说，如果宝宝平时能吃10串烤肉，热量已经比5碗米饭还高了，再

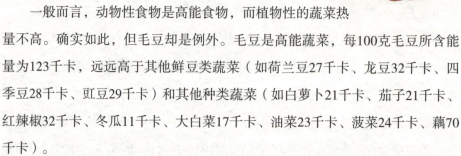

加上一盘毛豆，热量就大大超标了。

因此，肉类+毛豆的搭配并不好。食用时，二者应取其一，或二者食用量同减，搭配其他类蔬菜，以防热量摄入过多。

3.毛豆怎么吃才营养。

毛豆的吃法，除了直接加盐煮着吃，还可以将剥好的毛豆与辣椒、豆腐干等一同炒食，或加五香调料等制成干豆，可根据个人喜爱选择不同的食用方法。但应注意的是，一定要煮熟或炒熟后再吃。而且，对黄豆有过敏体质的宝宝不宜多食，因为毛豆实际上就是新鲜连荚的黄豆。

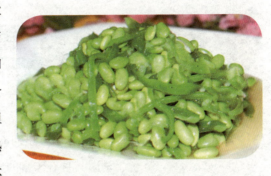

4.烹饪小技巧。

煮毛豆的水要多放一些，而在煮制的过程中不要再加水。敞盖煮毛豆是保证毛豆煮好后依然碧绿的关键。碧绿的毛豆让宝宝看得有胃口，吃得开心。

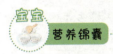
宝宝营养锦囊

1.毛豆能治消瘦。据营养学家报导，毛豆是黄豆的嫩身豆，其中所含的卵磷脂成分很丰富。

在科学家的实验中，曾用以饲养小白鼠，结果得到体重增加、发育良好的成绩。

2.如何选购毛豆？

豆粒已充分长大，但豆荚尚未转黄，剥开时，豆粒周围有一层白色膜状物（种衣），豆粒饱满，保持绿色，这样的毛豆最佳，因为这样的毛豆往往最好吃。

3.怎样识别毛豆新鲜不新鲜？

不新鲜的毛豆往往浸水，用来掩盖不新鲜，浸过水的毛豆豆荚颜色较深。剥开时，豆粒与种衣脱离。

第一章
第二章
第三章
第四章
第五章
第六章
第七章
第八章
附录一
附录二

4.宝宝适当多吃些毛豆对补锌也有一定帮助。每100克毛豆中含锌1.73毫克，而超过1毫克的鲜豆类蔬菜只有豌豆（1.29毫克）和四季豆（1.04毫克）。

"健脑菜"让宝宝更聪明

这里说的"健脑菜"就是大家所熟知的黄花菜，黄花菜有较好的健脑，是因其含有丰富的卵磷脂，这种物质是机体中许多细胞，特别是大脑细胞的组成成分，对增强和改善大脑功能有重要作用，同时能清除动脉内的沉积物，对注意力不集中、记忆力减退、脑动脉阻塞等症状有特殊疗效，故人们称之为"健脑菜"。

黄花菜是人们喜吃的一种传统蔬菜，俗称"金针菜"，属百合科，是一种多年生的草本植物的花蕾。因其花瓣肥厚，色泽金黄，香味浓郁，食之清香、鲜嫩，稚嫩、爽滑同木耳、草菇，营养价值高，被视作"席上珍品"。

最值得一提的是：黄花菜具有滋补作用，正处于生长发育阶段的宝宝常食用，对益智健脑，提高记忆力十分有益，日本已把黄花菜列为"植物性食品中最有代表性的健脑食物"之一。

📖 "健脑菜"的营养价值

1.黄花菜又称"健脑菜"，有益智健脑的功效。

现代科学研究证明，黄花具有较好的健脑、益智、抗衰老功能，日本科学家列举了8种健脑食品，把黄花列为首位，故它又名"健脑菜"。

黄花菜之所以有益智健脑的功效，是因为其含有丰富的卵磷脂。卵磷脂是机体中许多细胞，特别是大脑细胞的组成成分，对增强和改善大脑功能有重要作用，同时能清除动脉内的沉积物，对注意力不集中、记忆力减退、脑动脉阻塞等症状有特殊疗效。

2.黄花菜营养丰富，所含多种营养素名列前茅。

黄花菜富含花粉、糖、蛋白质、维生素、钙、磷、脂肪、氨基酸等人体所必需的营养物质，而且其中多种营养物质在蔬菜中名列前茅。比如，黄花菜含铁量是菠菜的15倍，含胡萝卜素赛过胡萝卜，更是超过番茄的几倍不止，而其中的蛋白质含量超过木耳和香菇。

3.黄花菜能降低胆固醇含量。

据相关研究表明，黄花菜能显著降低血清胆固醇的含量，预防高血压，为宝宝打下一个强健的身体基础。另外，黄花菜中丰富的粗纤维还能促进大便的排泄，帮助宝宝清除体内毒素。

4.黄花菜的其他功能。

黄花菜能维护和增强机体各系统的功能，还含有一些抑菌、抗菌、免疫的物质，具有中轻度消炎解毒功效，对防治各种传染病能起一定的作用。

📖 吃黄花菜谨防"中毒"。

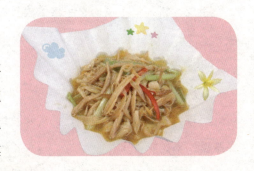

黄花菜不宜生吃或单炒，以免中毒，以干品和煮熟吃为好，也可配其他食物同食。最常与黑木耳等斋菜配搭同烹，也可与蛋、鸡、肉等做汤吃或炒食，营养丰富。不过食用黄花菜前一定要先经过处理，因为草率进食有可能"中毒"。

鲜黄花菜中含有一种"秋水仙碱"的物质，它本身虽无毒，但经过肠胃道的吸收，在体内氧化为"二秋水仙碱"，则具有较大的毒性。据实验推算，只要吃3毫克秋水仙碱就足以使人恶心、呕吐、头痛、腹痛，吃的量再大些可出

第一章
第二章
第三章
第四章
第五章
第六章
第七章
第八章
附录一
附录二

现血尿或便血，20毫克可致人死亡。

所以食用鲜黄花菜前一定要先经过处理，去除秋水仙碱，而且在食用鲜品时要注意食用量，每次不可多吃。由于秋水仙碱是水溶性的，而且鲜黄花菜的有毒成分在高温60度时可减弱或消失，因此食用黄花菜前，应先将鲜黄花菜用开水焯过，再用清水浸泡2个小时以上，使秋水仙碱最大限度地溶于水中，再捞出用水洗净后再进行炒食。这样秋水仙碱就能破坏掉，食用鲜黄花菜就安全了。食用干品时，父母们最好在食用前用清水或温水进行多次浸泡后再食用，这样可以去掉残留的有害物，如二氧化硫等，让宝宝吃得更健康。

食用鲜黄花菜后，一旦出现呕吐、腹泻等症状，应尽快到医院就诊，同时也可先自行采用简易方法进行催吐，以减少有毒物质吸收，但不要自行乱服药物，以免加重病情。

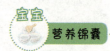

营养锦囊

如何挑选黄花菜。

1.优质黄花菜的特征：

外观：色泽浅黄或金黄，质地新鲜无杂物，条身紧张均匀粗壮。

手感：抓一把捏成团，手感柔软且有弹性，松手后每根黄花菜又能很快伸展开。

味道：有爽快的清香气。

2.劣质黄花菜的特征：

外观：色泽深黄略带微红，条身长短不一、粗细不均，混有杂物，甚至色泽带黑，霉烂变质。

手感：硬且易断，弹性差，含水量大。

气味：有烟味、硫磺味或霉味。

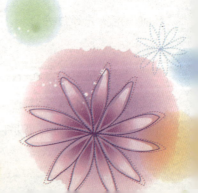

第八章

饮食困惑和误区：宝宝聪明的智力元凶

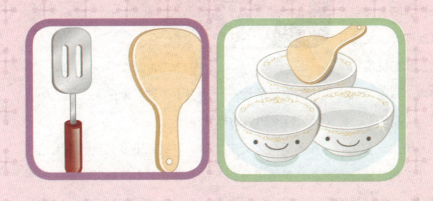

母乳、奶粉和牛奶哪个好

母乳是婴儿成长唯一最自然、最安全、最完整的天然食物，营养丰富，含有婴儿所需的所有营养和抗体，保证婴儿的正常、健康发育。对于1岁以内的宝宝来说，如果能够吃到母乳的话，当然是母乳最好。此时婴儿消化能力极弱，抵抗力也非常差。母乳是专门为宝宝设计的食品，不仅容易消化、极度安全，其中的成分还会随着宝宝的成长自动调整，又富含促进生长和抵抗疾病

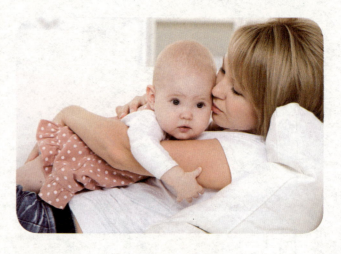

的活性物质。目前发现母乳中的微量活性成分达四十多种，无论人工改造的婴儿奶粉如何"高级"，都无法与健康妈妈的母乳相比。

牛奶是给牛宝宝喝的，却不适合人类宝宝喝。牛奶无论多么新鲜，无论其中添加了什么初乳成分，那都是牛的成分，不是人类父母专门给宝宝设计的成分，容易引起宝宝的过敏问题。其中的蛋白质过多，饱和脂肪酸太高，矿物质太浓，和母乳差异很大。所以，小宝宝如果直接用牛奶喂，只有一个结果：消化不良，发育不良。

不过，如果母亲确实奶水不足，或者母亲生病没法喂奶，那么退而求其次，就一定要选婴儿奶粉了。婴儿配方奶粉以牛奶为基础，但模拟母乳的成分

进行了很大的调整，大大降低了蛋白质和钙含量，减少了奶油，又添加了植物油、维生素和矿物质，比普通牛奶更适合1岁以内宝宝的需要。如今的婴儿奶粉应用了营养学研究的各种成果，成分和牛奶差异甚大。不过，无论科技含量多高，只能说，奶粉的目标是无穷逼近母乳，但永远不可能超越母乳。

以上这些说法都是针对1岁以内的宝宝来说的。对于早已断奶的宝宝和成年人来说，情况就要反过来——普通牛奶比婴儿奶粉更好！

为什么呢？很简单，学龄之后，人体的消化能力就比较强了，营养吸收能力也强，当然用不着把食物兑稀了嚼烂了再吃。纯的牛奶中蛋白质和钙等营养素的含量，是婴儿奶粉中的3倍左右，所以成年人吃了营养更足。实际上，风味口感也更好。另一方面，多数成年人毕竟不是天天喝奶，"乳糖"消化能力就会比婴儿差。可是婴儿奶粉里偏偏最大量的成分就是乳糖而不是蛋白质！所以，成年人如果喝牛奶之后容易肚子不舒服，可千万不要去买什么"婴儿奶粉"，你的肚子会知道，后果很严重！

📖 断奶是不是就不喝奶了？

断奶意味着宝宝已经不用依赖母乳，能够从其他食品中获得营养了。这些食品也包括了牛奶、奶粉和酸奶等。

宝宝的咀嚼和消化能力还是比不上成年人，特别需要一些营养价值高、容易消化吸收的食品，而奶制品就是这样的东西。如果一点不碰奶制品，宝宝很难得到足够多的钙、维生素B_2和维生素A。所以，儿童营养专家都建议每天"早一杯、晚一杯"地喝牛奶。

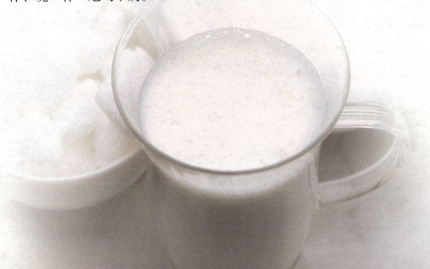

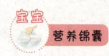

宝宝
营养锦囊

　　对于断乳后的宝宝来说，牛奶的好处是不言而喻的。而且它还是一种优质的益智饮品，对大脑的功能具有非常重要的调节作用，多喝牛奶是提高智力的良好选择，那么，喝牛奶有哪些谨记呢？

　　1.加热奶的器具最好不要用铜器，因为在加热的过程中，铜和牛奶中的一些物质在发生的化学反应具有催化作用，会加快营养素的损失。

　　2.在喝牛奶前后1小时左右不宜吃橘子。因为牛奶中的蛋白质与橘子中的果酸相遇会发生凝固，从而影响牛奶的消化和吸收，同理，在这个时间段里也不宜进食其他酸性水果。

　　3.宝宝要慎喝新概念牛奶。新概念牛奶是指一些加入铁、锌等微量元素的牛奶。专家建议，这种牛奶并非人人适宜。我们一些地区的宝宝确实缺少某些元素，这种牛奶或许有所帮助。但并不是普遍都缺少这种元素，我们还是应当根据不同的体制、不同的地区选择饮用不同的牛奶。

　　4.高钙奶会导致锌元素的吸收减少。钙与锌的吸收也是呈竞争性的，当钙太多时，就会导致锌吸收减少，一旦出现锌摄入不足，就容易出现味觉减退、食欲下降等问题。

　　5.肥胖小孩也可以喝牛奶。科学研究表明，为肥胖宝宝在膳食中补充一定数量的乳制品是非常必要的，但要掌握一个度，以临床营养师的饮食配方为依据，每天饮用300~500毫升牛奶（1~2袋）为宜，但不要饮用加糖的牛奶，最好是鲜牛奶或纯牛奶。

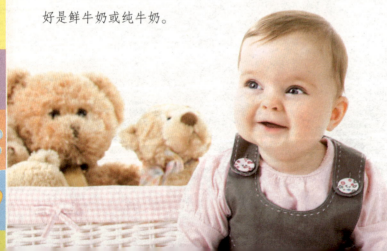

牛奶是不可取代的吗

牛奶虽然对宝宝成长有好处，但是也有其不可避免的弊端，那就是牛奶极易被污染，许多父母担心给宝宝喝了污染的牛奶会影响宝宝健康，所以，积极的寻找能代替牛奶的益智饮品。

很多父母都会询问一个问题：花生和豆浆能代替牛奶吗？其实父母们的心思是很明确的：对牛奶实在不放心，就购买豆浆机，自制花生浆和豆浆早上饮用。但是，花生浆、豆浆和牛奶，在营养意义上还是有很大差异的。

简单地说，豆浆含有植物性保健成分，对于中老年人的益处非常突出，而花生浆因脂肪比例偏高，稍逊一等。豆浆、花生浆不及牛奶之处，一是它们的钙含量远远低于牛奶，二是它们不含有维生素A、维生素D，三是它们的维生素B_2和维生素B_6的含量明显低于牛奶。

提倡宝宝喝牛奶，主要的原因就是为了补充钙元素和维生素A、维生素D。由于牛奶的钙在天然食物中是最容易吸收的一种，宝宝从牛奶中获得钙也是最容易的一种方式，故而它为各国营养学家所重视。如果仅仅是为了宝宝补充蛋白质，吃鱼肉蛋、豆子坚果和豆制品都可以，就不一定非要乳制品了。

父母要想发挥豆浆的优势，弥补其不足，可以在给宝宝每天喝一碗豆浆的同时注意以下三点：一，每天让宝宝在日光下活动至少半小时，以获得足够的维生素D，促进钙的吸收；二，每天给宝宝吃一个鸡蛋，包括蛋黄，以获得其中的维生素A、维生素D和维生素B_2、维生素B_6。多春鱼、秋刀鱼等多脂海鱼也可以供应维生素A、维生素D。三，每天给宝宝吃半块豆腐，可保证钙的数量。

第一章 第二章 第三章 第四章 第五章 第六章 第七章 第八章 附录一 附录二

石膏点卤的豆腐，芝麻、杏仁等坚果，小虾小鱼、虾仁，以及油菜等草酸低的绿叶蔬菜，都是宝宝补钙的较好来源。

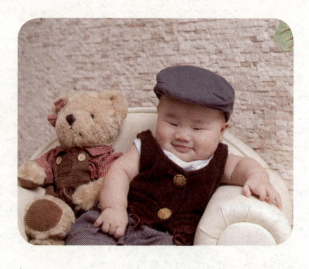

如此，既可享受豆浆的美味和保健作用，又能基本达到喝牛奶的营养质量，可说是两全其美。需要父母注意的是，如果自制豆浆，也要考虑原料的新鲜度和品质。尽量购买非转基因的国产大豆，黄豆和黑豆都很好。原料一定要新鲜，若用已经陈放的大豆，气味不新鲜，做出的豆浆不香，健康作用会大打折扣，而且还含有致人衰老的脂肪氧化产物。

有的宝宝喝了牛奶不舒服，豆浆也一样。部分宝宝对低聚糖和抗营养因子敏感，容易产生腹胀和产气反应。但只要消化吸收功能正常，这种反应对健康并无明显危害。可先控制饮用豆浆的数量，逐渐增加，待宝宝肠道适应之后不良反应即可消除。

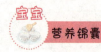
宝宝 营养锦囊

要想喝到营养丰富价廉物美的豆浆，自己动手制作是个不错的主意，父母们可以买台家用全自动豆浆机制作：只要装上泡好的豆、加水、插上电源，按下启动键，十几分钟就能做出香浓味美的熟豆浆。缺点是你要先投资，好处就很多了，方便快捷、简单安全、花费很低很省钱，最关键的是豆浆浓香，口感特好营养价值更高。

新鲜指数

A.最好在做出2小时内喝完，尤其是夏季，否则容易变质。

B.最好是现做现喝，对于新鲜度没把握的豆浆最好不要随便喝。

浓度指数

A.好豆浆应有股浓浓的豆香味，浓度高，略凉时表面有一层油皮，口感爽滑。

B.劣质豆浆稀淡，有的使用添加剂和面粉来增强浓度，营养含量低，均质效果差，口感不好。

酸奶和牛奶哪个好

许多父母都以为酸奶是一种饮料、冷饮或零食甜点，这真是大错特错了。真正的酸奶是用牛奶添加7%白糖和乳酸菌发酵剂制成的，完全不添加水分，甚至在原料奶质量不佳时，还要额外添加奶粉或炼乳来增加蛋白质。所以，酸奶的营养成分丝毫不逊于牛奶，在许多方面比牛奶还更胜一筹!

测定证明，与原料牛奶相比，酸奶中的许多维生素含量都有所上升，如叶酸、维生素B，维生素Z等，钙和磷等矿物质也更容易被人体吸收利用。许多人不喝牛奶是因为不能消化其中的乳糖，而酸奶中的乳糖已经部分被转变为乳酸，喝牛奶不舒服的人也可以放心地饮用。

经过乳酸菌的发酵作用，牛奶蛋白质被分解成许多碎片，其中有一些增强人体免疫力的成分和抗菌成分。乳酸菌本身也是有益菌，它能够在肠道中抑制有害微生物，激活肠道免疫细胞，减少宝宝患胃肠道感染的机会。此外，酸奶还能提高宝宝的消化吸收功能，促进食欲，改善排泄功能。可以说，酸奶的好处是数也数不完的。

许多宝宝不喜欢牛奶，却对酸奶情有独

第一章

第二章

第三章

第四章

第五章

第六章

第七章

第八章

附录一

附录二

钟，父母一定要鼓励这个好习惯。实际上，无论宝宝是否喜欢喝牛奶，培养她或他爱喝酸奶都将使宝宝受益终身。冬天喝酸奶有点凉，可以先从冰箱中取出，在室温下放1～2小时之后再给宝宝喝。

酸奶中的乳酸菌有抑制杂菌的作用，可以在4℃以下存放2周以上。如果储存后有点酸不必介意，只是乳酸菌的发酵有点"过头"而已，不妨碍健康。如果酸奶中生出霉斑，或闻到酒味、异味，才是被污染的迹象，那就一定不要喝了。

宝宝营养锦囊

酸奶的营养价值很高，这是毋庸置疑的，但是许多父母心中不免有疑问，什么时候给宝宝喝酸奶最好？是没有时间限制，还是定时定量的喝好？营养专家给出了答案：对于宝宝来说，饭后30分钟到2个小时之间饮用酸奶效果最佳。

人在通常状况下，胃液的PH值在1～3之间；空腹时，胃液呈现酸性，PH值在2以下，不适合酸奶中活性乳酸菌的生长。只有当胃部PH值比较高，才能让酸奶中的乳酸菌充分生长，有利于健康。饭后2小时左右，人的胃液被稀释，PH值会上升到3～5，这时喝酸奶，对吸收其中的营养最有利。

除了饭后喝，晚上喝酸奶效果也很好，酸奶是食物中钙的良好来源，从补钙的角度看，晚上喝酸奶好处更多。因为晚间12点至凌晨是人体血钙含量最低的时候，有利于食物中钙的吸收。同时，这一时间段中人体内影响钙吸收的因素也较少。虽然牛奶中也含有很高的钙，但与它比起来，酸奶中所含的乳酸与钙结合，更能起到促进钙吸收的作用。不过，晚上喝酸奶时一定要记住，酸奶中的某些菌种及酸性物质对牙齿有一定的损害，喝完后应及时刷牙。

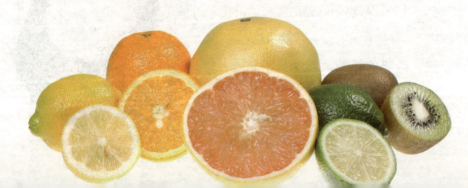

吃奶酪的宝宝更健康

在很多父母的心目中，奶酪是一种高档食品，它既有高营养，也有高热量。到底该不该培养宝宝吃奶酪呢？要回答这个问题，还要从奶酪是怎么做出来的说起。

奶酪是怎样做出来的？

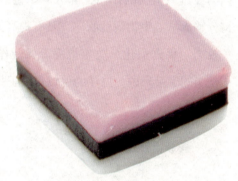

奶酪的原料是牛奶和羊奶。简单地说，奶酪就是利用"凝乳酶"的作用，把牛奶和羊奶中的"酪蛋白"和脂肪凝聚起来，然后压成块，加点盐，经过长时间的细菌发酵，产生的具有特殊风味的产品。

父母们不必担心，这些发酵的细菌都是对人体绝对无害的细菌。它们分解蛋白质会产生一些类似腐败的味道，但是却不会产生任何毒素。很多奶酪发酵成熟需要几个月的时间，时间越长，风味越浓郁，产品的档次也就越高。

奶酪的品种多达几百种，发酵的菌种各不相同，水分含量也有高有低，所以吃起来风味和口感也大不相同。通常用"软"和"硬"来表示奶酪的浓缩程度。最"软"的干酪含水分60%以上，有点像浓稠的酸奶，可以用来涂抹面包；特别"硬"的干酪含水分只有20%左右，可以存放很长时间。

奶酪营养几何？

无论哪一种奶酪，无论风味如何，都是牛奶营养浓缩而成，而且在加工当中无须长时间高温加热，营养损失极小。大约10公斤牛奶才能生产出1公斤比较"硬"的奶酪。一般来说，牛奶含水分高达87%，蛋白质含量只有3%左右，脂肪含量也大约为3%；而常见的奶酪含蛋白质达20%以上，脂肪含量可高达30%。同时，牛奶当中的钙、磷等矿物质成分都被大幅度浓缩，含钙量可达鲜牛奶的5倍左右。从维生素角度来说，奶酪的维生素B和维生素A、维生素D的含量都是普通牛奶的好几倍。每天只要吃20克硬质奶酪，就可以获得大约相当于一杯牛奶的营养成分。可是现在中国人平均每个人吃奶酪的量只有1克多，也就是小指甲盖那么大一点点，实在是很可惜的。

奶酪不仅营养价值高，而且由于经过了微生物发酵，非常容易消化吸收，很适合娇嫩的宝宝用来补充营养。一些研究还指出，因为经过微生物的作用，部分牛奶蛋白质被分解成了"生物活性肽"，具有提高人体免疫力、促进消化、防癌抗癌等保健作用。对于幼小的宝宝来说，这样的保护作用正是非常理想的。

宝宝
营养锦囊

其实，奶酪的口味虽然不少大人不喜欢，很多宝宝却能够很好的接受。目前我国市场上的奶酪大多是比较符合中国人口味习惯的品种，"怪"味道并不重，奶香味比较浓。还有些企业开发了更适合儿童食用的"儿童干酪"，或者一些有甜味的软质奶酪，宝宝吃起来就会更适应。

奶酪具有天然的香气，这种香气与土豆和发酵面食特别"般配"。从吃法上来说，奶酪烤土豆、奶酪烤甜玉米都是简单又好做的奶酪菜肴。如果家里没有烤箱也没关系，只要把奶酪片和火腿片、生菜叶一起夹在面包里做成三明治，或者把奶酪放在面包片上面用微波炉烤一下吃，就是非常可口的营养早餐啦。

其实用奶酪做菜别有风味呢。喜欢做沙拉的父母可以把奶酪切成小块，拌在沙拉里面；喜欢意大利面条的父母也可以把它切碎拌在面条里面。做咖喱菜或者烧炖菜的时候，不妨尝试着撒一点奶酪粉，风味会更加浓郁可口。

奶酪营养高、热量高、很耐饿，最适合做早餐食用。不过，由于奶酪的脂肪含量太高，也不要纵容宝宝贪吃太多。每天吃20～30克就足够了。这个量也就是半个鸡蛋那么大。父母只要认真看看包装上的说明，就会知道"一片"或者"一块"究竟有多少克了。

宝宝需要服用保健品？

按照我国的法规，保健食品就是指可以宣称具有特定保健功能的食品，也可以叫做健康食品或功能性食品。它们可以对目标人群起着促进健康、预防疾病的作用。可以说，它是介于普通食品和药物之间的一类食物，既可以以普通食品的形态出现，也可以以胶囊、口服液等形态出现。我国法规特别要求，保健食品不能宣传疗效，它只能起到调节生理机能的作用，帮助人们预防疾病，而不是治疗疾病。

🎁 保健食品是怎么划分的？

保健品的原料可以分为四类

第一类	传统滋补食物	如：红枣
第二类	中草药类原料	如：甘草
第三类	食物成分提取物	如：大豆磷脂
第四类	有益微生物或发酵产物	如：双歧杆菌

我国的保健食品管理法规规，目前保健品的功能划分为27项，其中与儿童有关的功能包括：增强免疫力、辅助改善记忆、促进排铅、改善生长发育、改

善营养性贫血、促进消化、调节肠道菌群等等。比如富含DHA的产品以提高记忆力为保健宣称，含有免疫因子的产品以提高抵抗力为保健宣称，含有双歧杆菌或低聚糖的产品以调整消化系统功能为保健宣称。此外，还有一些产品实际上属于营养增补剂，如复合维生素和矿物质、补钙剂、补锌剂、补铁剂等，严格来说并不属于保健食品，但是对于改善营养供应有一定帮助，通常也被父母们认为是保健食品。

🎁 给儿童添加保健品是否有必要？

儿童与中老年人不同，没有慢性疾病的危险，不需要对食物进行营养素的特殊调整，而且对营养素的代谢利用能力强。从理论上来说，儿童没有必要特别服用保健品，只要在三餐当中保证营养需要就足够维持宝宝的正常生长发育。健康儿童过量服用保健食品，反而不利于营养平衡。如果宝宝营养状态不佳，主要是由挑食厌食、饮食习惯不佳、生活方式不良所致，或者是因肠胃功能不调，吸收能力不好。对于这些问题，最要紧的是养成良好的饮食习惯，在一日三餐中进行长期的饮食调养，而不是简单地靠某种保健品一劳永逸地解决问题。实际上，父母为给宝宝养成良好饮食习惯所花费的精力，必会在宝宝的成长中得到报偿，而且使宝宝受益终身。

🎁 几岁开始给儿童添加保健品比较合适？

不同类型的保健食品添加时间有所不同，但一般来说，以2岁以后使用较为稳妥，以免引起过敏等不良反应。具体产品的添加时间和服用方式，最好咨询营养师或儿科医生，而不要自己乱用，更不能过量服用。

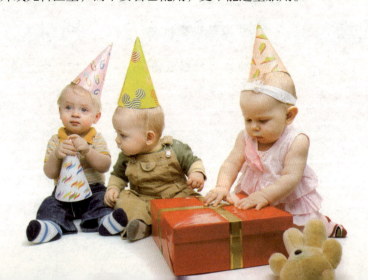

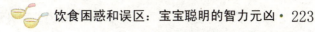

🍱 什么样的宝宝适合吃保健品？

过早服用成年人的滋补强壮保健品，有可能引起儿童的肥胖、早熟等异常情况，一定要严格禁止。健康儿童不需要特殊保健品，但对于某些特殊情况，可以考虑给宝宝选购保健食品，如宝宝血铅超标，可以选购排铅辅助食品，如宝宝确有轻度的缺铁性贫血，可以选购补血食品等。此外，在宝宝饮食不当、食欲不振、消化不良、吸收能力较差或出现明显营养素缺乏症状时，可以考虑服用营养素增补剂，也可以针对消化系统的状况服用改善消化吸收功能的保健品。

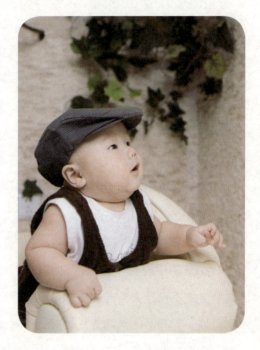

🍱 怎样吃保健品更容易吸收？

复合维生素类保健食品往往需要食物成分来帮助吸收，如维生素A、维生素D属于脂溶性维生素，如果空腹开水送服则吸收效率很差。吃饭之后服用这类产品，也有利于延缓从胃中排空的速度，有利于药丸充分崩解，营养素充分利用。有益菌一类保健食品需要在饭后服用，以便保留更多的活菌通过肠道。服用补铁食品时，如果吃些肉类、水果等食品，则有利于其中营养素的充分吸收。

🍱 保健品能不能几种同时吃？

为了安全起见，在咨询营养师和医生之前，最好不要同时给宝宝吃多种的保健食品，特别是多种同类的保健食品。营养物质和保健物质也和药物一样，有最佳的作用剂量。如果吃得太多，很有可能产生副作用。一些营养成分或保健成分之间还可能发生相互作用而影响效果，甚至带来不必要的危害。在数量方面也要注意，一般不能高于产品说明的服用数量。如果不是给儿童专门设计的保健食品，那么要好好看一看产品说明上的剂量标准，比照成年人的服用数量酌减，最好能咨询内行人士确定具体数量。

📖 **都说"药补不如食补"，能不能通过普通食物来获得保健食品的好处？**

我国有"药食同源"的传统，普通食物如果搭配得当，实际上完全能起到调节生理机能的效果。按照四季变化、气候环境和宝宝的体质合理选择食物，就能发挥食物天然的保健效力。例如，北方的冬季特别干燥，父母可以为宝宝选择杏仁、雪梨、荸荠和蜂蜜做成甜羹，预防宝宝咽干咳嗽；再用黑芝麻和红豆配粳米煮粥，为宝宝补充铁、锌、维生素B，还有预防便秘的作用。所以说，即便不服用市面上的保健食品，只要父母在三餐中用心调理，一样可以通过饮食改善宝宝的体质。

📖 **如果要通过食物来获得保健物质，需要在烹调中注意哪些问题？**

在烹调中应当注意保存食物中的固有成分，避免煎炸熏烤的烹调方式。这些方式不仅损失营养物质和活性物质，也会带来有害污染物，威胁宝宝的健康。炖、煮和蒸的烹调方式较好，一些海鱼还可以吃鱼生。食物原料一是要新鲜，烹调温度不要过高。例如，DHA非常害怕氧化，所以要吃新鲜没有异味的海鱼。又比如，一些保健酸奶中富含有益菌，那么最好冬天不要用微波炉来温热它，因为微波炉在较低的温度就有杀菌作用。为了保存维生素C，蔬菜不要烹调得太久，但这并不意味着所有蔬菜都要生吃，因为胡萝卜素在烹调之后更容易吸收。

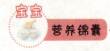

宝宝营养锦囊

服用保健食品的原则：

1.不要过高估计保健食品的效果，因为它们毕竟不是药物，没有治疗作用，也没有迅速改变儿童体质的神奇效果。一般来说，只有长期服用才能见效。

2.生病服药时，要咨询医生是否适合服用保健食品，以免引起不良效应。

3.不要吃不适合儿童的保健品，因为某些保健食品中的成分可能会促进儿童的性早熟。

4.注意保健食品服用的数量，不可超量服用。宝宝的安全第一位。

5.如果能够通过食物来补充营养素或保健成分，则先不要选择保健食品。食物调理既安全又自然，而且更能体现出父母的爱心和智慧。

6.不能因为吃了保健食品就放松宝宝的正常饮食，纵容他们的不良饮食习惯。其实，养成良好的饮食习惯才是对宝宝健康最根本最长久的投入。

7.保健食品不能代替良好的生活方式，如充足的运动、足够的睡眠、清洁卫生的好习惯，以及爱思考爱学习的生活态度。

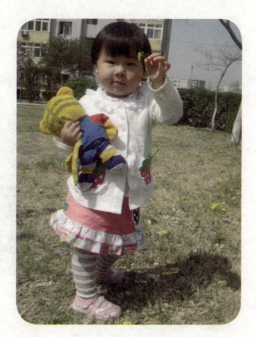

喂养宝宝的糊涂之举

父母都想把宝贝喂得聪明又结实，但有时却不一定知道自己做得不恰当，结果是事与愿违。以下几种做法，就是父母经常发生的糊涂之举。

🎁 糊涂之举1：多吃鱼松营养好

有父母认为，鱼松营养丰富，口味又很适合宝宝，应该多多给宝宝吃。

研究表明，鱼松中的氟化物含量非常高。宝宝如果每天吃10～20克鱼松，就会从鱼松中吸收氟化物8～16毫克。加之从饮水和其他食物中摄入的氟化物，每天摄入量可能达到20毫克左右。然而，人体每天摄入氟的安全值只有3～4.5毫克。如果超过了这个安全范围，氟化物就会在体内蓄积，时间一久可能会导致氟中毒，严重影响宝宝牙齿和骨骼的生长发育。平时可把鱼松作为一种调味品给宝宝吃一些，但不要作为一种营养品长期大量给宝宝食用。

📖 糊涂之举2：鸡汤比鸡肉有营养

更有父母认为，给宝宝吃鸡时，要多喝汤少吃肉，鸡汤的营养比鸡肉好。

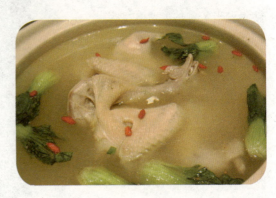

营养学家指出，这种说法是没有科学道理的。鸡汤虽然味道十分鲜美，但鸡汤中所含的蛋白质仅是鸡肉的10%，脂肪和矿物质的含量也不多。但是，鸡汤中的营养虽然比不上鸡肉，可汤能刺激胃液分泌，增加食欲，帮助消化。因此，最适宜的做法是汤和鸡肉一起吃。

📖 糊涂之举3：孩子大便干燥需吃香蕉、麻油

有父母认为：如果遇到宝宝便秘，最好是吃些香蕉、麻油可以帮助消化。

其实，吃这些并不管用，最重要的是养成宝宝良好的排便习惯，排便时间要固定。因为食物消化到达大肠的时候，大肠的主要功能是，吸水——造血；蠕动——将食物残渣排出体外；如果能养成每天排便的习惯，把食物残渣及时排出体外，那么大便干燥就能得到缓解。如果食物残渣滞留在大肠中的时间越长，那么水分就被吸收的越彻底。

📖 糊涂之举4：牛奶＋鸡蛋是最好的营养早餐

有父母认为：牛奶＋鸡蛋是最好的营养早餐，光吃这两种就可以补充所需的营养。

营养质量好的早餐一定要包括4个部分：谷物、动物性食品、奶类、蔬菜或水果。包含其中三部分的早餐质量为一般，只包含一二部分的属于质量差的早餐。谷类食品，如馒头、面条、稀饭等，对宝宝的身高发育有着很重要的作用。

蔬菜和水果提供了一上午的维生素供给。

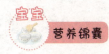

儿童食品是块大市场，目前的儿童食品存在不少误区，值得引起关注。

误区一： 高热量为主，营养成分单一。膨化食品，因其口味鲜美而受儿童喜爱。这些高热量的食品，大多无法达到综合性营养指标的要求，经常食用会影响儿童的正常食欲，引起平衡失调。

误区二： 食品中的添加剂未引起重视。"三精"糖精、香精、食用色精在食品中的使用是有国家规定标准的，好多上柜的儿童食品也确实符合有关标准。但食之过量，会引起不少副作用。

误区三： 分不清食品的成份和功能。奶乳制品，不少父母在选购时往往分不清乳酸饮料与乳酸菌类饮料的区别，其实两者的适用对象是不一样的。选择不当，反而会引起肠胃不适等症状。

误区四： 过分迷信洋食品。从目前有关部门的抽检可以看出，进口的儿童食品也并非百分之百完美的。客观地说，如今的国产儿童食品，从质量和包装上来看，较前几年已有天壤之别了，有不少已达出口标准，因而不能迷信于一个"洋"字。

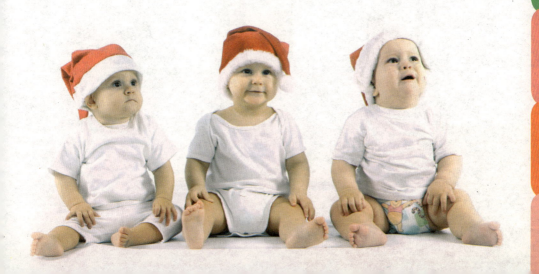

附录一

宝宝所需要的营养素知识

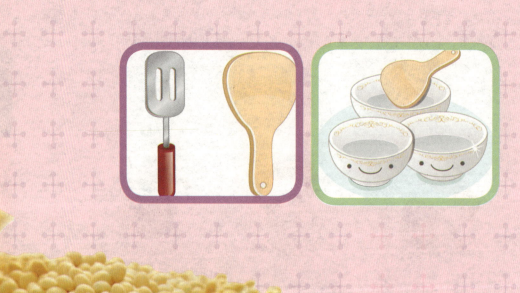

宝宝成长过程中需要哪些营养素？

维生素：维生素虽不能供给能量，但对维持宝宝生长发育，并对生理功能起重要作用，如缺乏会造成以下症状。

维生素A：宝宝若缺乏维生素A易导致皮肤干燥、毛发枯黄，在日常饮食中，动物肝脏、蛋黄和橙色蔬果中维生素A的含量最多。

维生素B：缺乏维生素B会使宝宝口角发炎，并导致生长发育迟缓，一般在谷类、坚果、豆类、蛋黄及瘦肉中维生素B含量最多。

维生素D：维生素D能健全宝宝的骨骼和牙齿发育，食物中鱼肝油、猪肝、蛋黄及奶类中含量最多。由于食物中的钙和磷可经紫外线照射合成维生素D，因此偶尔让宝宝晒晒太阳，也可促进钙、磷的吸收。

维生素K：维生素K缺乏会引起宝宝牙龈出血，导致食欲不振。绿叶蔬菜及动物肝脏、鱼类中所含的维生素K含量较高，维生素K也可以由肠道细菌合成。

蛋白质：蛋白质是维持生命不可缺少的营养素，婴幼儿生长发育和组织修复，更离不开蛋白质。鱼、肉、海鲜等都含有较丰富的蛋白质，在植物中以大豆含量最多，如果能让宝宝同时摄取几种不同的蛋白质，可提高营养价值，达到互补的作用。

脂肪：脂肪的作用除了能提供热能，有保暖作用，可以保护内脏之外，最重要的是提供必需脂肪酸。必需脂肪酸是婴幼儿成长发育的重要物质，尤其

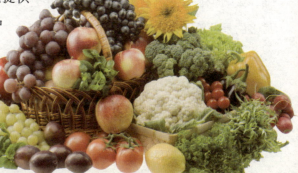

第一章
第二章
第三章
第四章
第五章
第六章
第七章
第八章
附录一
附录二

对脑部发育十分重要，以及维持宝宝的皮肤健康。植物油中所含的必需脂肪酸较动物性油脂高。

糖类：糖类是能量的最佳来源，且是抗体制造及细胞结构中不可或缺的成分，若供给量不足，就会动用到脂肪或者蛋白质，使生长发育受到影响，较小的婴儿由于肝糖量储存较少，因此需要摄取较多的淀粉类食物以供给足够的能量。

水：水是维持生命的必须物质，人体若丧失水分达20%以上，就会危及生命。而婴儿比成年人更需要多喝水，如以宝宝体重来算，每日摄入的水量更不可以少于60毫升/千克，否则就会发生脱水。

纤维质：食物纤维又成为六大营养素以外的"第七营养素"，可增加饱足感，防止便秘，但由于不好吞咽，必须咀嚼才能消化，所以能加强宝宝的牙齿和下腭发育，含食物纤维最多的是蔬果类食物。

矿物质：矿物质包括多种常量元素和铁、锌、铜等41种微量元素，是人体本身无法合成，必须靠食物中摄取的。

钙：宝宝长期缺钙可引起佝偻病，食物中含钙最多的是虾米、奶类及豆制品等，绿叶蔬菜含钙量也很丰富。

铁：缺铁会引起宝宝贫血及多动症，含铁量最多的是肝、蛋黄、瘦肉、绿叶蔬菜等。

锌：缺锌会影响宝宝的生长发育，引起口腔溃疡，使宝宝产生厌食症或贫血。含锌最多的食物是牡蛎，其次是鱼及牛、羊肉。

铜：缺铜会引起宝宝贫血和大脑皮质萎缩，影响生长发育与智力发展。食物中含铜最多的是肝脏、肉类、鱼类和花生、核桃、豆类。

碘：缺碘会使宝宝生长发育迟缓、智力低下和甲状腺肿大。食物中以紫菜、海带含碘最多。

宝宝每天需要多少营养素？

宝宝一旦某些营养素摄入量不足或过量，短时间内就可明显影响发育的进程。

热量：宝宝初生时需要的热卡约为每日每千克体重100～120千卡（418～502千焦），以后随月龄的增加逐渐减少，在1岁左右时为80～100千卡（335～418千焦）。

蛋白质：母乳喂养时蛋白质需要量为每日每公斤体重2克；牛奶喂养时为3.5克；主要以大豆及谷类蛋白供给时则为4克。

脂肪：初生时脂肪占总热的45%，随月龄的增加，逐渐减少到占总热的30～40%。脂肪酸提供的热量不应低于总热量的1～3%。

碳水化合物：婴幼儿期碳水化合物以占总热量的50～55%为宜。新生婴儿除淀粉外，对其他糖类（乳糖、葡萄糖、蔗糖）都能消化。

矿物质：4个月以前的婴儿应限制钠的摄入以免增加肾负荷并诱发成年高血压。婴儿出生时体内的铁储存量大致与出生体重成比例。铁缺乏是婴儿最常见的营养缺乏症。

维生素：对母乳喂养的婴儿，除维生素D供给量低外，正常母乳含有婴儿所需的各种维生素。我国规定1岁以内婴儿维生素A的供给量为每天200微克。维生素B_1、维生素B_2和烟酸的量是随热能供给量而变化的，每摄取1000千卡热能，供给维生素B_1和维生素$B_2$0.5毫克，烟酸的供给量为其10倍，即5毫克/1000千卡。

水：正常婴儿建议每日每千克体重供给水150毫升。

第一章
第二章
第三章
第四章
第五章
第六章
第七章
第八章
附录一
附录二

强壮宝宝的热门营养素

1.热门营养素免疫球蛋白。

严格来说，免疫球蛋白可不能算是营养素。它是当人体受侵扰时，由免疫系统自体产生的一种物质，一般来说是吃不到的。

免疫球蛋白对人体来说相当重要，因为有它，体才有足够的抵抗力。免疫球蛋白有三种，分别是IGM、IGG及IGA，其形成过程分别是：

IGM——于感染初期，在血液中自体产生，但会短暂制造。

IGG——感染一段时间后，开始于血液中产生。

IGA——感染一段时间后，开始在肠胃道黏膜上形成。

但是，胎儿自身还没有能力产生免疫球蛋白，因此只好借由妈妈的帮助，先于胎儿时期，借由胎盘从母体取得免疫球蛋白IGG等；等出生后，再从妈妈的初乳中，得到免疫球蛋白IGA。如此一来，无论在血液或肠胃道里，都有足够的免疫球蛋白，可以保护宝宝了。

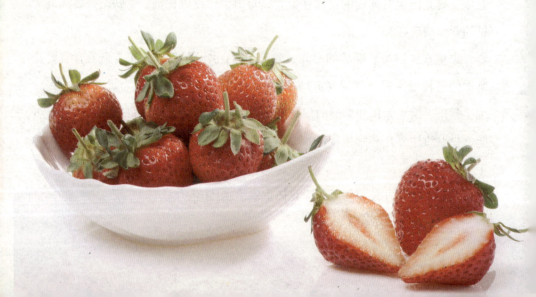

2.热门营养素：DHA。

DHA并不是人体必需的营养素，不摄取也不会有坏处，但如果适量摄取，确实有促进脑部发育的效果。因此近年来，DHA的相关制品，可令许多父母趋之若鹜，像是深海鱼油，便是借着DHA而名声大噪的产品。据了解，深海鱼油的好处，在于深海鱼类能够适应高压的环境，因此DHA确实具有保护神经的效果。

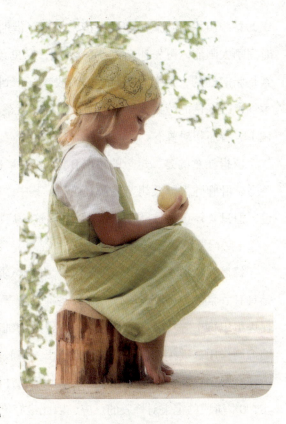

然而，一般婴幼儿无法自己制造足够的DHA，以提供脑细胞与神经发育所需，他们的DHA多半需由妈妈的母乳，或从配方奶中获得；所以准妈妈在怀孕期间，便应多食用深海鱼类，如鲑鱼、鲭鱼等，提高准妈妈体内DHA的量，日后哺乳时，才能传递给宝宝足够的DHA。

植物油中的亚麻油酸，可在宝宝体内转化成DHA，而配方乳中便含有此一成分；至于较大的宝宝，父母则不妨在宝宝的菜单上小工夫，让宝宝多摄取深海鱼、深色蔬菜等，借以获得足够的DHA。

3.热门营养素：β-胡萝卜素。

β-胡萝卜素是一种抗氧化剂，负责在"低氧浓度"的区域——如上皮组织、内脏器官、皮肤组织与末梢器官等处，打击自由基坏分子；除此以外，β-胡萝卜素还会提升人体的免疫系统，减少癌症、慢性疾病与栓塞性血管疾病的发生几率。β-胡萝卜素还是维生素A的先质，在转换成维生素A之后，能促进上皮组织完整，达到保护气管的效果；饮食中摄取高量的β-胡萝卜素的人，其罹患心血管疾病的机会，比起摄取量低的人少了45%。

β-胡萝卜素具有脂溶性的特色，与脂质的亲和力良好，因此有关上皮组

第一章 第二章 第三章 第四章 第五章 第六章 第七章 第八章 附录一 附录二

织、黏膜组织、皮肤组织的保护，都可以借助β-胡萝卜素。也就是说，在长时间晒太阳前，可先补充β-胡萝卜素，帮助预防紫外线的伤害。因β-胡萝卜素是脂溶性的，所以饭后食用的吸收较好；到于β-胡萝卜素的来源，则多在黄红色或绿色的蔬菜水果里，例如油菜、菠菜、韭菜、甘薯、木瓜、芒果、杏桃干、蕃茄和胡萝卜。

值得注意的是，过量的摄取β-胡萝卜素也有副作用，如引发头痛、肠胃不适、肝脾肿大以及胡萝卜素血症等；其中，胡萝卜素血症会使皮肤变成橘黄色，但只要停止大量摄取，就可以消除这一症状。

4.热门营养素：蜂胶。

蜂胶是蜜蜂采集树干上的树脂，并混入其上颚腺分泌物和蜂蜡等而成，是具有香氛的一种胶状因体。蜂胶是抑制酵素，有抗菌、消炎、止痒、麻醉和促进组织再生等功效，同时对于植物致病的细菌、真菌性的病毒等，也有很强的抑制作用。近年来已有医学研究指出，蜂胶具有减低感染的功效，所以对预防伤口感染、加速伤口愈合颇有效果。值得注意的是，目前仍无确实的研究证实，0岁阶段的宝宝对蜂胶的反应，因此最好等宝宝满1岁后，再做尝试。

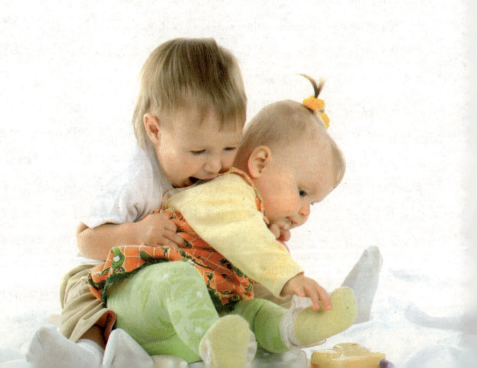

附录二

宝宝智力测评

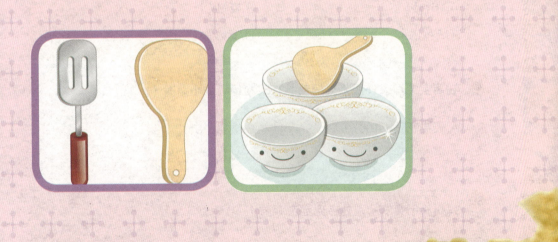

0~1月

　　宝宝从出生的第一刻起，就已经开始学习了，早期教育就贵在一个"早"字。以下是针对新生宝宝进行的智力测评，包括对宝宝认知能力、手指动作、语言能力等的测试，得分在90~108分之间为正常。如果宝宝得分太低，父母也不要太着急，要以鼓励为主，相信宝宝下次一定会有所进步的。

1 第一次注视距眼20厘米处的黑白图画的时间（每秒可记1分，10分合格下同。）（　）

A.10秒以上　　　　　　　　　　B.7秒以上

C.5秒以上　　　　　　　　　　D.3秒以上

2 在离宝宝耳朵15厘米处摇动装有30粒绿豆的小瓶时（　）

A.转头眨眼（10分）　　　　　　B.皱眉（8分）

C.张嘴（6分）　　　　　　　　D.没反应（0分）

3 妈妈将手突然从别处移到宝宝眼前（　）

A.眨眼转头（6分）　　　　B.眨眼（5分）　　　　C.没反应（0分）

4 宝宝手的摆放位置? （ ）

A.手可放胸前，可吸吮任一侧手指（6分）

B.一只手放胸前，只吸一侧手指（5分）

C.吸吮单侧拳头（3分）

D.双手放在身体两侧（1分）

5 把钢笔放在宝宝的手心里（ ）

A.握10秒以上（10分）　　　　B.握5～9秒（7分）

C.握3～4秒（5分）　　　　　　D.不握（0分）

6 宝宝哭时妈妈也发出同样哭声（ ）

A.回应发音一次（10分）　　　　B.回应发音两次（8分）

C.不哭了（7分）　　　　　　　　D.继续哭（2分）

7 爸爸跟宝宝讲话（ ）

A.小嘴会模仿着张合（10分）　　B.发出喉音（12分）

C.不哭了且盯着看（8分）　　　　D.不理，没反应（0分）

8 父母引逗下发出的回应性微笑，是在（ ）

A.出生后5天之前（16分）　　　B.出生后10天之前（14分）

C出生后15天之前（12分）　　　D.满月前（8分）

第一章　第二章　第三章　第四章　第五章　第六章　第七章　第八章　附录一　附录二

9 出生10天后俯卧时（　）

A.头能抬起，下巴贴床（12分）　　B.眼睛抬起看（10分）

C.头转向一侧（8分）　　D.头埋入枕头不能动，要父母帮忙（4分）

10 扶腋站在地板上能迈步（每迈1步1分）（　）

A.10步　　　　　　　　　　B.8步

C.6步　　　　　　　　　　D.3步

11 在宝宝熟睡时突然将盖在他身上的被子掀开或往他的脸上吹气，看他的反应（　）

A.受惊而将双手猛地往上一举（10分）

B.只举一只手（5分）

C.没有反应（0分）

12 用手指触摸宝宝的脚底板，看他的反应（　）

A.宝宝的小脚会产生抽动并往里缩的反射（10分）

B.小脚轻微抽动，不往里缩（8分）

C.没有反应（0分）

13 给宝宝吃不同味道的食物，看他的反应（　）

A.喜欢甜的东西，吃到苦的东西就会往外吐（10分）

B.喜欢吃甜的东西，但对其他的味道没有过于强烈的感觉（5分）

C.不反感，都一样（0分）

2～4月

妈妈们快来协助宝宝做一下测试题吧，看看宝宝能得多少分？得分在70～80之间为正常。

1 看图画（ ）

A.会对喜欢的图画笑，对不喜欢的一扫而过（10分）

B.对所有图画表现一样（6分）

C.从不看图画（0分）

2 仰卧时举着自己的手看（ ）

A.10秒以上（12分）

B.5秒左右（10分）

C.3秒左右（6分）

D.不看（0分）

3 听声转头（ ）

A.听到妈妈的声音会转头看（10分）

B.眼动头不动（5分）

C.不动（0分）

4 在白纸上放一颗红色弹珠（　）

A.马上发现（10分）

B.妈妈用手指着才能看到（8分）

C.看不到（3分）

5 认人（　）

A.对父母及照看他的人都让抱（12分）

B.只让父母抱（8分）

C.对生人无表情（5分）

6 玩蒙脸藏猫猫（　）

A.边笑边用手拉布（6分）

B.笑但不用手拉布（3分）

C.没表情（0分）

7 模仿大人唇形发出辅音，如妈、爸、哥等（　）

A.3个（15分）

B.2个（10分）

C.1个（5分）

8 追视物体（　）

A.从桌子一头看到另一头（10分）

B.追看到桌子中央（5分）

C.不追着看（0分）

5～8月

父母快来协助宝宝做一下测试吧，看看宝宝能得多少分？得分在90～100分之间为正常。

1 听到妈妈说物品名称时（ ）

A.用手指物的方向2种（16分）

B.用眼看物的方向2种（10分）

C.眼看1种（5分）

D.不看（0分）

2 握物（ ）

A.两手分别各拿一物（10分）

B.用拇指与其他四指相对握物（5分）

C.5个手指同方向大把抓（3分）

3 仰卧时（ ）

A.手抓到脚，将脚趾放入嘴里咬（10分）

B.手在身体两侧抓到脚（8分）

C.手抓不到脚（2分）

4 拿走正在玩的玩具时（　）

A.尖叫表示抗议（10分）

B.哭闹抗议（8分）

C.没觉察（0分）

5 会用手势语，比如再见、谢谢、摆手等（　）

A.3种（15分）　　　　　B.2种（10分）

C.1种（5分）　　　　　D.不会（0分）

6 当妈妈说"不许"时（　）

A.停止原来动作（10分）

B.边笑边继续干（6分）

C.没表情（2分）

7 按吩咐把物品给爸爸、妈妈、爷爷（　）

A.3人（15分）　　　　　B.2人（10分）

C.1人（5分）　　　　　D.不会（0分）

8 弄响玩具（　）

A.捏响（8分）　　　　　B.摇响（5分）

C.扔响（3分）　　　　　D.不响（0分）

9～12月

父母快来协助宝宝做以下测试吧，看看宝宝能得多少分？得分在80～90分之间为正常。

1　按妈妈吩咐拿玩具（　　）

A.5种（15分）　　　　　　　B.4种（12分）

C.3种（9分）　　　　　　　　D.2种（6分）

2　认识身体部位（　　）

A.3处（12分）　　　　　　　B.2处（8分）

C.1处（4分）　　　　　　　　D.不会（0分）

3　用食指按电视、电灯等电器的开关（　　）

A.5种（14分）　　　　　　　B.4种（12分）

C.3种（10分）　　　　　　　D.2种（8分）

4　学爬（　　）

A.手膝爬行（10分）　　　　　B.手腹膝匍行（5分）

C.俯卧打转（3分）　　　　　　D.趴着不动（0分）

第一章
第二章
第三章
第四章
第五章
第六章
第七章
第八章
附录一
附录二

5 喜欢同人打招呼：招手、点头、笑、摇身体、尖叫等（ ）

A.3种（10分）　　　　　　　B.2种（6分）

C.1种（3分）　　　　　　　D.不理（0分）

6 有意识称呼家人（ ）

A.爸爸和妈妈（10分）

B.爸妈中任何一人（5分）

C.无人时乱叫（2分）

7 在1分钟之内把小球放入瓶中（ ）

A.4个（12分）　　　　　　　B.3个（10分）

C.2个（6分）　　　　　　　D.1个（3分）

8 扶站时（ ）

A.能蹲下捡物（10分）

B.蹲下但捡不着（8分）

C.不敢蹲下（3分）

9 从瓶中取糖果（ ）

A.用食指抠出（10分）　　　　　　B.倒出（8分）

C.打翻瓶子取（7分）　　　　　　D.让妈妈取（0分）

1岁~2岁

父母快来协助宝宝做一下测试吧，看看宝宝能否通过。出现时间可以写哪个月的哪一天，也可以只给出大概完成的月份。如果测试项目暂时还没有通过，父母可以在表上做个记号，以后着重对这未完成的项目进行训练。

项目	测试方式	通过标准	出现时间
爬上椅子够玩具	将玩具放在桌上，鼓励宝宝自己去取。	先爬上小凳子后再爬上椅子（妈妈协助下）	
穿珠子	妈妈先示范，宝宝再模仿。	能穿5个以上	
会用代词	经常教宝宝用"我"代替名字。拿属于宝宝自己的东西问："这是谁的衣服，谁的床啊？"鼓励宝宝说："我的衣服，我的床。"	能用"我的"代替宝宝自己的名字。	
背诵数字	常听口令和数字歌的宝宝很快便能学会数数。父母拿几个苹果或其他物品让宝宝数。	能背诵数字1~5，会点数。	

知道用途	父母将几种日常用品放在桌上，如肥皂、水杯等，问宝宝："这是做什么用的？"	能答4种以上	
表达需要	观察宝宝是否会用词表达自己的需要。	会说3种以上	
自己吃饭	让宝宝坐在自己的位置上，放好宝宝的小碗和小勺。	能独立吃饭，不用妈妈喂。	
集中注意力	妈妈给宝宝讲故事，观察宝宝注意力的集中情况。	2分钟以上	
辨认职业	父母摆出不同职业的人像图片，让宝宝辨认。	能说出3种	

2岁～4岁

父母快来协助宝宝做一下测试吧，看看宝宝能通否过。出现时间可以写哪个月的哪一天，也可以只给出大概完成的月份。如果测试项目暂时还没有通过，妈妈可以在表上做个记号，以后着重对这未完成的项目进行训练。

项　目	测试方式	通过标准	出现时间
走平衡木	父母扶着宝宝的手试走离地25厘米的平衡木，走稳后让宝宝独自从一头走到另一头，但父母要在旁边保护。	能独立行走	
前后翻滚	爸爸先示范一次，然后扶着宝宝练习，熟练后让宝宝自己完成。	能独立完成	
趴地推球	爸爸俯卧于距墙25厘米左右处抬头、挺胸、双手抱球、双肘离地、双腿伸直并拢，向墙快速连续推球，宝宝学会后，父子之间可进行比赛，看谁推得多。	每次10个以上，越多越好。	
画几何图	让宝宝凭印象画图形，比如正方形、三角形。	图形有封口，正方形、三角形有角即可。	

第一章　第二章　第三章　第四章　第五章　第六章　第七章　第八章　附录一　附录二

讲故事	妈妈和宝宝一起讲童话故事，妈妈讲一个，宝宝讲一个，看谁讲得多。	能讲7个故事	
构成和用途	提问日常用品、食品是由什么构成的，都有什么用途，比如桌子、衣服、鸡蛋等。	能讲4项不同的物品及构成和食物及来源	
知道父母职业	父母经常向宝宝介绍家庭情况，让宝宝记住父母的姓名、职业、家庭电话以及住址。	能准确说出	
自我介绍	以一问一答的形式鼓励宝宝向别人做完整的自我介绍，比如自己的姓名、年龄、性别及父母的姓名、职业、住址及电话等。	能正确回答	